INSTITUTO ÁNGELES WOLDER

Sistema Digestivo, Respiratorio, Cardiovascular y Endocrino

Volumen 3

Diplomado en Descodificación Biológica

Tercera edición: diciembre 2021

Segunda edición: mayo 2021

Primera edición: agosto 2020

institutoangeleswolder.com | info@institutoaw.com

Colección© Diplomado en Descodificación Biológica

Edición: Instituto Ángeles Wolder

Autora: Ángeles Wolder Helling

Colaboración: Dr. Leonardo Palomino

Maquetación: Aitor Jiménez

Corrección: Aitor Jiménez

Diseño de cubiertas: Carolina López

Imágenes: Paloma Arias

Fuente de imágenes: Servier Medical Art por Servier, Anatomy and Physiology por Rice University y Wikimedia Commons, bajo licencia Creative Commons.

Producido por: Instituto Ángeles Wolder, S.L.

ISBN: 9798679777026

CONTENIDO

"Deja entrar lo que sana y salir lo que daña."

Ángeles Wolder

CAPÍTULO 1.
SISTEMA DIGESTIVO

1   Introducción al aparato digestivo

Los seres humanos, al igual que otros seres vivos, necesitan, además de agua, alimentarse para vivir. Los procesos de mantenimiento y reparación de los tejidos dependen del alimento para poder ser realizados. Si el organismo no los tiene por incorporación, tendrá que obtenerlos de lo que tiene acumulado, y llegará un momento en que la reserva se acaba y la persona se queda sin fuerza. Creación, mantenimiento de estructura y generar energía son algunas de las funciones de la transformación de lo digerido. Para tener la motivación de buscar el alimento contamos con un reflejo biológico que nos recuerda la sensación visceral del vacío estomacal, que es el reflejo del hambre.

El aparato o sistema digestivo es el responsable de la transformación de los alimentos incorporados desde el exterior, en sustancias más y más simples, con el objetivo de que estas puedan ser usadas por las células del organismo. Tal como se han incorporado no tienen utilidad y para ser los nutrientes de las células más diversas, necesariamente han de cambiar para poder conservar lo valioso transformándose en nutrientes y energía y descartándose lo inservible.

Los alimentos se encuentran en el exterior y necesitan ser alcanzados y tomados por el ser humano. En la época de las cavernas, cuando el hombre se dedicaba a cazar y recolectar la dificultad era grande. Según los comportamientos biológicos, tenemos la concepción de que el hombre busca la comida, mientras la mujer protege al niño y lo alimenta. Junto al aporte de comida, el hombre aporta seguridad y confianza en qué se va a tener lo necesario para alimentarse. Si el padre ha estado ausente o no ha aportado lo suficiente y la madre no puede dar el alimento, el niño sufre.

En el reino animal, la tasa de fracaso ante situaciones de **"atrapar el bocado"** es mucho mayor a la tasa de éxito, pero no por eso los animales dejan de persistir en su objetivo de alimentarse. En el libro *Un naturalista y otras bestias* de George Schaller, naturalista y escritor, este nos aporta los ejemplos de algunos mamíferos, como la leona, que consiguen un 14 % de éxito cuando persiguen damaliscos y si lo hacen en campo abierto solo llegan a un 12 %. El guepardo puede llegar a tener una tasa de éxito de un 20 % debido a sus características aerodinámicas, que le permiten correr a más de 100 km por hora. Esto demuestra que en la naturaleza no siempre se consigue atrapar lo necesario con facilidad y que, aun habiendo atrapado el bocado, es posible perderlo. La primera necesidad antes de comer es atrapar el bocado. Realizado esto es vital conservarlo, guardarlo y que no exista la posibilidad de que desaparezca, y es cuando ya ha sido incorporado, que está en el interior, cuando comienza el proceso de digestión y asimilación, ya que el bocado está asegurado.

En el proceso de digestión de los alimentos es necesaria la discriminación de elementos, el discernir, apreciar, elegir y seleccionar para que se produzca la separación de lo esencial, necesario y asimilable para el organismo, de lo que ya no tiene utilidad para el mismo y debe ser eliminado. Es la alquimia que se realiza entre lo exterior y lo interior. Cuando el cuerpo no puede realizar estas funciones se desequilibra, desgasta, intoxica, no tiene capacidad de regeneración y finalmente muere. El alimento, además de transformarse en nutrientes indispensables para el organismo, se transforma en pensamientos, sentimientos, emociones, espíritu y en lo esencial y necesario para la continuidad de la vida.

La primera alimentación la obtuvimos del óvulo materno. Luego del útero materno y después a través del cordón umbilical de nuestra madre. Por lo general, al nacer seguimos alimentándonos gracias a ella, por lo que la conexión alimento-madre es importante para los mamíferos. El bebé, cuando tiene el estómago lleno, tiene la sensación de seguridad y plenitud, por lo que la tranquilidad está asociada al estómago lleno. Esto provoca una fuerte angustia ante el vacío. Junto con el alimento recibimos otro tipo de mensajes que nos ayudan a estructurarnos.

Cuando crecemos aprendemos a discernir lo que es bueno o no para nuestra vida. Puede ocurrir que aceptemos totalmente la estructura del medio en el que hemos crecido o que se nos ha impuesto sin cuestionarla o que busquemos deshacernos de ella y destruirla, pero acaba por destruirse la persona.

Algunas **preguntas fundamentales** que nos podemos hacer con relación al alimento real o simbólico son:

- ¿Qué alimentos ingerimos?

- ¿Qué se ingiere con ellos?

- ¿Cómo se incorporan?

- ¿Cuál es la atención durante la alimentación?

- ¿Junto con qué pensamientos, sentimientos y emociones se incorporan?

- ¿Cuáles son tus creencias en relación a los alimentos que más o que menos te gustan?

Y, ¿cuál es la capacidad de elegir, seleccionar, separar, discriminar, transformar, asimilar, aceptar, desechar o eliminar?; ¿cuál es la capacidad alquímica que tienes?

Además, **la forma de alimentarnos** nos cuenta la trasposición a mínimos que hemos realizado de los conflictos que se relacionan con la nutrición. Por ejemplo:

- Comer rápido: asegurarse la entrada del alimento, memorias de hambrunas, falta real de alimento, padre ausente no proveedor, falta continua.

- Comer muy lento: sobre todo al principio de la comida, precaución, falta de confianza en el padre proveedor o en la madre facilitadora.

- Vegetarianismo: necesidad de no mostrar la agresividad.

- Dieta de proteínas (mucha carne): necesidad de estructura, de estructurarse o reestructurarse.

- Dieta sin gluten: necesidad de unirse o soltar a la familia. Depende del exceso o la falta de la misma.

2 Embriología

Durante el desarrollo embrionario y alrededor del día 21 comienza la división celular o gastrulación para producir las capas embrionarias, lo que dará lugar a los distintos órganos. En ese momento ya se han formado los sacos vitelino y amniótico, que están rodeados por las capas embrionarias.

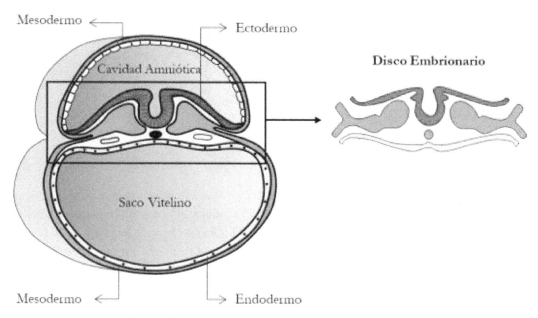

Figura 1. Capas germinativas disco embrionario | Fuente: Elaboración propia

El saco vitelino está recubierto por el endodermo y este está en relación con el tubo digestivo. El embrión, durante unas semanas, se alimentará a través del saco vitelino y eliminará a través de la cavidad amniótica. La alimentación es por tanto una función primaria o arcaica que se manifiesta vital para la supervivencia. El disco embrionario tiene forma de tubo cerrado en el que los dos extremos están unidos y en la medida en que se desarrollan los órganos se modifican las aperturas.

Durante la evolución de los seres vivos nos encontramos con un sistema alrededor del cual se organizaron los órganos o anillo arcaico. Es el llamado intestino primitivo que tiene forma de anillo con una zona de unión que se denomina **gaznate** o garganta y que es el lugar en donde encontraremos el origen de la faringe. Se forma por la incorporación de una porción del saco vitelino al embrión, como consecuencia del plegamiento cefalocaudal y lateral. Cuando se desarrolle más el embrión, en el punto gaznate se producirá la apertura del tubo dando lugar a un espacio a la derecha y otro a la izquierda. Los órganos que quedan a la derecha están en relación con los conflictos de "atrapar el bocado" o "hacer entrar algo que es necesario para la supervivencia" y los de la izquierda con "eliminar o deshacerse del bocado".

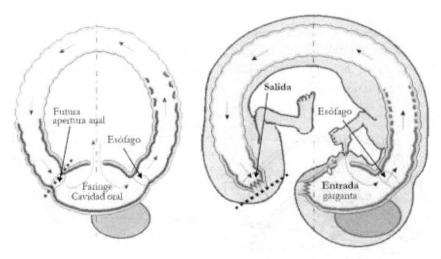

Figura 2. Representación esquemática del desarrollo embrionario del tubo digestivo | Fuente: Dr. med. Mag. tehol. Ryke Geer Hamer.

La forma en anillo del intestino primitivo de nuestros predecesores se rompió entre la boca o cavidad orofaríngea y el ano dando lugar a la formación embrionaria actual. La separación se ubica en una zona en la que el epitelio pavimentoso estratificado había migrado hacia el interior, como, por ejemplo, el inicio de la boca (encía) y unos 12 cm hacia el recto para expulsar el bocado, y por esto hoy encontramos epitelio en el ano y el recto inferior que sigue el modelo **epidérmico** (corteza sensitiva). El resto de los epitelios de la parte derecha del tubo digestivo han quedado en pequeñas partes, que son mucosa de la boca excepto encías, faringe, conductos excretores de las glándulas salivales y la organización del grupo perteneciente al Foco de Hamer (FH) único que reúne a esófago superior, curvatura menor del estómago, bulbo duodenal y canales hepáticos, biliares y pancreáticos. En el cerebro estos órganos se ubican en la corteza territorial derecha entre el foco cardiaco y el de vías urinarias con modelo del gaznate. A continuación, se hace un resumen de los patrones de sensibilidad para los órganos del sistema digestivo.

2.1 Modelo epidérmico y gaznate

MODELO EPIDÉRMICO	MODELO GAZNATE
Mucosa de encías	Mucosa de boca
Mucosa laríngea, traqueal, bronquial	Mucosa de la Faringe
Mucosa nasal y de senos	2/3 superiores del esófago
Mucosa de las vías urinarias y de vejiga	Curvatura menor del estómago
Mucosa de recto y ano	Bulbo duodenal
	Canales biliares intra- y extrahepáticos
	Canales pancreáticos
	Vesícula biliar
	Ductos de las glándulas salivales

La respuesta fisiológica del modelo epidérmico o sensibilidad externa es:

<u>Fase activa:</u> ulceración, entumecimiento (E), hipo sensibilidad y hay menos actividad nerviosa.

<u>PCL-A:</u> relleno mediante aportación de elementos de la inflamación. Hipersensibilidad o hiperestesia con dolor (D).

<u>Crisis épica:</u> entumecimiento con ausencia (epidermis) (E).

<u>PCL-B:</u> hiperestesia y dolor hasta acabar el programa biológico.

La respuesta fisiológica del modelo gaznate o sensibilidad interna es:

<u>Fase activa:</u> ulceración con hiperestesia y dolor con mayor actividad nerviosa (D).

<u>PCL-A:</u> relleno con inflamación. Sangrado, disminución de la sensibilidad y entumecimiento (E).

<u>Crisis épica:</u> hiperestesia con dolor agudo e intenso de corta duración. Ausencia (D).

<u>PCL-B:</u> entumecimiento (E).

	FA	**PCL-A**	**CE**	**PCL-B**
Modelo epidérmico (SE)	E	D	E	D
Modelo gaznate (SI)	D	E	D	E

2. 2 Histología

El tejido del tubo digestivo es de **tipo glandular** en la capa submucosa, excepto en algunas zonas en las que hay mucosa o **tejido epitelial** (epitelio plano estratificado). La capa submucosa tiene función de secreción y la capa mucosa actúa como impermeabilizante.

Otra característica del tejido digestivo es que, para aumentar la superficie de contacto con lo ingerido, la luz o cavidad del tubo forma pliegues y vellosidades (*villi*), o se proyecta al interior de la pared del tubo digestivo para formar glándulas cuyas células producen moco, enzimas digestivos y hormonas. La mayoría de estas glándulas permanecen en la submucosa. Otras proliferan de tal modo durante el desarrollo embrionario, que dan lugar a órganos independientes, las llamadas glándulas accesorias del tubo gastrointestinal, que son las glándulas salivares, el hígado y el páncreas. Estas glándulas accesorias permanecen conectadas por largos conductos con la superficie epitelial que recubre la luz o parte hueca del tubo digestivo, en donde liberan sus secreciones.

3   Anatomía del aparato digestivo

3. 1 Boca

La boca o cavidad bucal es la primera parte del sistema digestivo y proviene de la cavidad faríngea primitiva. La cavidad bucofaríngea actual está inervada por los pares craneales con origen en el tronco cerebral. Los nervios de la mitad derecha del tronco inervan la parte de entrada del alimento y los nervios de la izquierda la expulsión o retirada de algo no aceptado de la cavidad bucal (antes se eliminaba por el ano). El reflejo del vómito es una muestra de expulsión, derivado de la innervación arcaica.

Está compuesta por una parte ósea, otra muscular y un interior mucoso de doble capa, mucosa oral compuesta de epitelio plano estratificado no queratinizado y tejido conectivo o corion. Sus límites son los labios, las mejillas y la faringe y partes óseas por detrás. El suelo de la boca está formado por la lengua, su base y la mucosa del suelo. El techo de la cavidad bucal es el paladar formado por una zona blanda (músculos recubiertos de mucosa) que finaliza en la zona media mediante la úvula o campanilla y hacia los lados forma el istmo de las fauces, y otra dura (hueso maxilar superior y palatino). A los lados del istmo se alojan unas masas linfoides conocidas como amígdalas palatinas o popularmente "anginas". La zona posterior de la cavidad bucal se abre hacia atrás a la zona de la faringe (orofaringe). La boca aloja la lengua, los dientes y las glándulas salivales y tiene como función el coger el bocado, la masticación, la salivación, el mezclado del alimento para formar el bolo alimenticio y facilitar la deglución. Además, participa en el proceso de fonación y respiración.

▪ ESTRUCTURA ÓSEA

Compuesta por el paladar óseo (maxilar superior y el hueso palatino) y el maxilar inferior y está recubierta por la mucosa bucal. El hueso corresponde al mesodermo nuevo y tiene una tonalidad conflictual de no llegar al rendimiento esperado con desvalorización secundaria. Siempre en relación con la palabra o con atrapar el bocado.

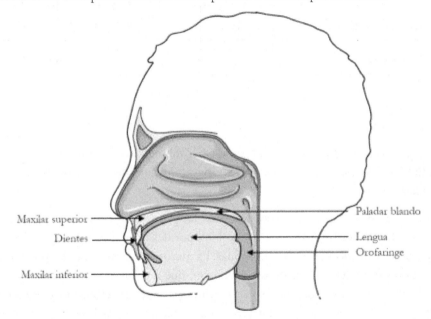

Figura 3. Anatomía de la boca | Fuente: Servier Medical Art por Servier, bajo licencia Creative Commons / Modificada.

▪ DIENTES

En la fase inicial de desarrollo de los maxilares, el niño cuenta con 20 piezas dentales llamadas dientes temporales o de leche y cuando este desarrollo ha finalizado, los dientes son reemplazados por unas piezas definitivas o 32 dientes permanentes que tienen mayor tamaño y se clasifican en incisivos (centrales y laterales), caninos, premolares y molares. Los dientes delanteros o incisivos tienen una forma que permite el corte del alimento. Los caninos sirven para desgarrar, los premolares y los molares para masticar, triturar y moler el alimento. La masticación es el proceso mediante el cual, además de molerse el alimento, este se mezcla con la saliva y se inicia la digestión de los hidratos de carbono mediante la ptialina. En el ser humano, además de la función masticatoria, los dientes tienen otras funciones, como participar en la articulación del lenguaje, afectan a la expresión de la cara (reír, mostrar agresividad, sostener tensión, etc.).

Cada diente tiene tres partes que son la parte que se ve por fuera de la encía y lo más visible del diente llamado corona que esta recubierta por el esmalte dental (ectodermo). Cuenta con un cuello y la raíz conformados por hueso dental o dentina (mesodermo nuevo) que está por debajo del esmalte y es la responsable del color del diente. El hueso dental, a su vez, recubre el espacio de la pulpa y del paquete vásculonervioso. La raíz se une al hueso maxilar mediante el cemento dental y estos son sostenidos por la mucosa ectodérmica o encía.

▪ ENCÍAS

Es la mucosa de color rosa pálido que recubre el reborde maxilar hasta el espacio de los dientes. Tiene la función de cubrir los maxilares, protege y ayuda a sujetar los dientes y, junto con estos, participa en la articulación del lenguaje. Corresponde a tejido de ectodermo con tonalidad conflictual relacional y sensibilidad externa.

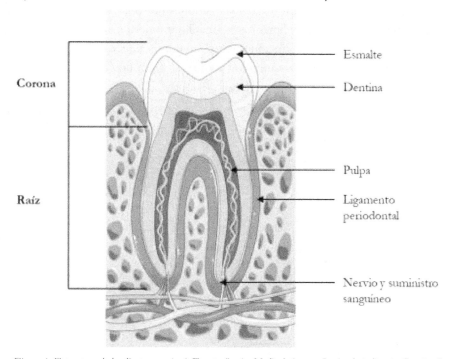

Figura 4. Estructura de los dientes y encías | Fuente: Servier Medical Art por Servier, bajo licencia Creative Commons | Modificada.

▪ LENGUA

La lengua es un órgano digestivo accesorio que forma y cierra el suelo de la boca y está compuesto por un grupo de músculos recubiertos por una mucosa con epitelio plano estratificado. Las caras superior, dorsal y lateral están cubiertas de papilas gustativas algunas de las cuales contienen receptores gustativos y otras contienen receptores de tacto. En la mucosa lingual hay unas glándulas pequeñas que secretan una enzima llamada lipasa lingual y actúa sobre la grasa de los alimentos. Los músculos tienen origen embrionario en mesodermo nuevo y la mucosa de recubrimiento y las papilas gustativas en el ectodermo.

Participa en el habla, la acomodación de los alimentos en la boca durante la masticación y la deglución. Otras funciones son el gusto, el sentido de la presión y tacto para determinar la cantidad de alimento que entra en la boca, determinar si el alimento es comestible o no, la disolución de las grasas mediante secreción de lipasa y en la higiene mediante el lamido (actúa como un antiséptico). Aunque la mayor parte del sentido del gusto se halla en la lengua, también participa en este el sentido del olfato, ya que los olores de los alimentos suben a la nariz por la nasofaringe. Esto permite un doble control, gustativo y olfativo, sobre los elementos tóxicos nocivos para el organismo. En los animales se puede observar cómo olfatean la comida antes de decidir si es comestible o no.

La lengua tiene dos tipos de inervación, una sensitiva y otra motora. La primera permite el sentido del gusto por medio de las papilas gustativas y se divide en territorios de inervación, ocupados por la rama lingual del nervio facial (VII), el nervio lingual maxilar, la rama lingual del nervio glosofaríngeo (IX) y la rama laríngea del nervio vago (X). La inervación motora corresponde mayormente al nervio glosofaríngeo (XII) y, en una porción, al nervio espinal, a través de su rama interna.

- ### GLÁNDULAS SALIVALES: PARÓTIDAS, SUBLINGUALES Y SUBMAXILARES

Las glándulas salivales son estructuras pares formadas por células serosas o mucosas que están ubicadas en la boca (endodermo) y vuelcan la secreción que producen en la misma cavidad a la que llegan mediante conductos (ectodermo). La secreción diaria llega a ser aproximadamente de un litro y la saliva está compuesta por amilasa salivar o ptialina, que sirve para digerir el almidón, mucoproteínas para lubrificar, además de iones de sodio, cloro, potasio y bicarbonato. La función de la saliva es la degradación enzimática de los alimentos y para ello, primero los humidifica y humidifica la boca para que puedan funcionar las papilas gustativas. Otras funciones son disminuir la acidez del bocado, escupir, higienizar y contiene anticuerpos que pueden matar gérmenes, por lo que actúa como un antiséptico natural.

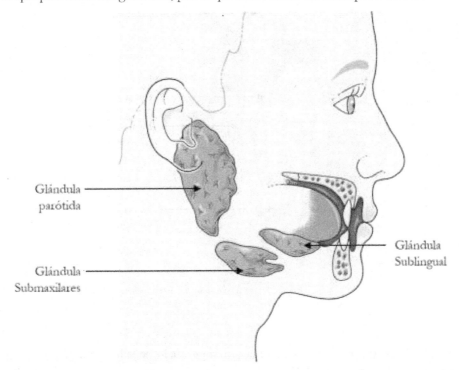

Figura 5. Ubicación de las glándulas salivares | Fuente: Servier Medical Art por Servier, bajo licencia Creative Commons / Modificada.

3.2 Úvula

También conocida como campanilla, es la zona muscular de la parte media en la zona posterior de la boca que está recubierta de mucosa (ectodermo) y submucosa (endodermo) y que tiene la función de separar la cavidad bucal de la nasal, impidiendo que los líquidos o alimentos lleguen a la nariz y, por eso, los dirige hacia la función digestiva y no hacia la respiratoria. Tiene un rol en la fonación y emisión sonora. Pueden presentarse, por tanto, problemas digestivos, respiratorios y de fonación.

3.3   Faringe

La faringe (endodermo) es un órgano en forma de tubo que se encuentra por detrás de la nariz y de la boca, y constituye el extremo superior común de los tubos respiratorio y digestivo. Continúa hacia abajo con el esófago, al que conduce los alimentos, al tiempo que envía el aire hacia la laringe, tráquea y los pulmones. Se divide en 3 partes: nasofaringe, situada por detrás de la nariz y por encima del paladar blando, orofaringe, situada por detrás de la boca, y laringofaringe, situada por detrás de la laringe. Debido a que es una vía común de aire y alimentos, algunas veces la comida pasa a la laringe produciendo tos y sensación de ahogo, y, otras veces, el aire entra en el tubo digestivo acumulándose gas en el estómago y provocando eructos. La orofaringe es la parte que tiene función digestiva y está tapizada por una mucosa similar a la mucosa oral.

3.4   Esófago

El esófago es un órgano tubular de unos 25 cm que continua a la faringe (a nivel de la VI vértebra cervical) y desciende a través del cuello y el tórax para atravesar después el diafragma (por el hiato esofágico) y alcanzar el estómago donde forma un ángulo agudo (a nivel de la X vértebra dorsal). Lo compone una capa de mucosa de epitelio plano estratificado no queratinizado y una capa muscular que es de músculo estriado (esquelético involuntario) en los 2/3 superiores y que, gradualmente, es sustituido por músculo liso en el medio. Los 2/3 superiores del esófago son de origen ectodérmico y el tercio inferior de origen endodérmico. En la parte superior del esófago hay un esfínter llamado faringoesofágico, entre la faringe y el esófago, que permanece cerrado entre deglución y deglución, y por tanto impide que el aire entre en el esófago durante la inspiración. En el extremo inferior, el esfínter gastroesofágico inferior, entre el esófago y el estómago, llamado cardias, tiene como función principal el impedir el reflujo del contenido gástrico hacia el esófago, ya que dicho contenido es muy ácido y rico en enzimas proteolíticas, y puede ocasionar un daño en la mucosa esofágica que no es capaz de resistir la agresión y se ulcera (esofagitis por reflujo). El músculo diafragma colabora ya que obliga al esófago a formar un codo para poder atravesarlo y esto dificulta el reflujo. La función del esófago es permitir el paso de los alimentos, una vez tragados, ingurgitar y regurgitar.

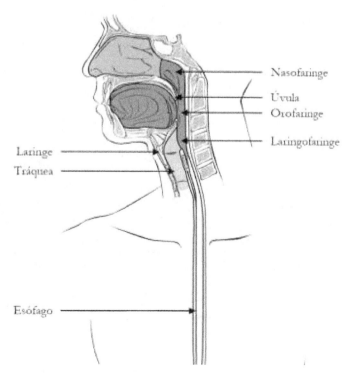

Figura 6. Ubicación de la faringe y esófago dentro del tubo digestivo | Fuente: Anatomy and Physiology por Rice University, bajo licencia Creative Commons / Modificada.

3.5   Estómago

El estómago es un órgano muscular hueco con una capacidad de entre 1 a 1.5 litros que se produce como consecuencia de una dilatación del tubo digestivo situada entre el esófago y el duodeno. Tiene una zona horizontal con una pared muscular gruesa donde recoge y amasa los alimentos. Se puede describir como un órgano con forma de "J", con una porción vertical (unida al esófago) y una zona horizontal. Presenta también un fondo (fundus), que es la parte más alta del estómago situado en la parte superior y a la izquierda del orificio de comunicación con el esófago o cardias. El ángulo que se forma entre el fundus y el cardias ayuda a evitar el reflujo gastroesofágico y las hernias de hiato (deslizamiento de parte del estómago al interior de la cavidad torácica). El estómago presenta un cuerpo delimitado a ambos lados por las curvaturas mayor y menor y un orificio de salida o píloro, que tiene forma de embudo y es la zona que separa el estómago del duodeno. En el estómago se secreta: moco, en la región del fundus que contiene células mucíparas; las células parietales el ácido clorhídrico y el factor intrínseco; las células principales el pepsinógeno (para fraccionar las proteínas), la histamina. En el antro las glándulas pilóricas secretan mucosa, las células G producen la hormona gastrina y las células cromafines (endocrinas) producen serotonina. La curvatura mayor tiene su origen en el endodermo y la curvatura menor en el ectodermo.

Tiene la función de almacenar la comida hasta ser tratada, mezclar los alimentos con los jugos gástricos mediante contracciones rítmicas para degradarlos molecularmente y luego enviarlos al intestino para su asimilación y metabolización. Al llegar el alimento al estómago los receptores de presión captan su presencia y dan la orden de poner en marcha el proceso de secreción (ácido gástrico) y mezclado a través de la actividad muscular. Al irse vaciando cada vez más el estómago, las contracciones peristálticas llegan más arriba en el cuerpo y van mezclando y fragmentando las porciones más recientes del alimento almacenado. Los primeros alimentos que dejan el estómago son los carbohidratos, después las proteínas y, por último, las grasas, que pueden tardar hasta 4 horas. Cuando el estómago se vacía el proceso se detiene. Otra de sus funciones es ayudar en la producción de la vitamina B_{12}.

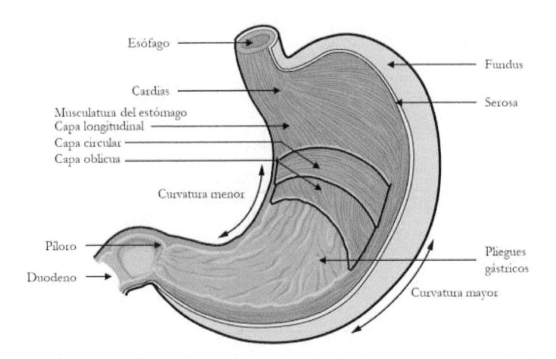

Figura 7. Anatomía del estómago | Fuente: Anatomy and Physiology por Rice University, bajo licencia Creative Commons | Modificada.

3.6 Intestino Delgado

El intestino delgado es un tubo estrecho que se extiende desde el estómago hasta el colon o intestino grueso. Consta de 3 partes: duodeno, yeyuno e íleon. En las 3 porciones se realizan una serie de movimientos que tienen por objetivo:

- mezclar los alimentos con las secreciones biliar, pancreática e intestinal para poder dividirlos en moléculas más asimilables;

- poner en contacto el quilo con la pared intestinal para obtener una correcta absorción de las mencionadas moléculas;

- propulsar el contenido intestinal hacia el intestino grueso para su eliminación.

▪ DUODENO

Es un tubo con forma de cuadro de unos 25 cm de longitud que se extiende desde el píloro hasta el ángulo duodeno-yeyunal siendo este ángulo de origen ectodérmico. El resto de duodeno es endodérmico. Con su forma rodea la cabeza del páncreas y limita con el estómago a la izquierda y el hígado a la derecha. Continúa con el yeyuno.

Su función es recibir el quimo del estómago, las secreciones del páncreas y la bilis del hígado para que se mezclen. El colédoco y el conducto pancreático principal desembocan juntos en la segunda porción del duodeno, en la ampolla de Vater o papila duodenal, en donde existe un esfínter, llamado de Oddi que está relacionado, sobre todo, con el control del flujo del jugo pancreático al duodeno, ya que el flujo de bilis hacia el duodeno está controlado por el esfínter del colédoco, situado en el extremo distal de este conducto biliar. En la parte superior hay unas glándulas que secretan un líquido alcalino rico en mucina con la función de bajar la acidez que llega desde el estómago y proteger así la mucosa duodenal. En el duodeno comienza la absorción de vitaminas y minerales.

▪ YEYUNO E ÍLEON

El yeyuno y el íleon, de origen endodérmico, tienen en conjunto más de 4.5 m de longitud y forman las llamadas asas del intestino delgado, situadas por debajo del colon transverso y recubiertas por el mesenterio (pliegues de peritoneo), que las sujeta a la pared abdominal posterior. La parte final del intestino delgado que desemboca en el intestino grueso es el esfínter o válvula ileocecal y se produce en el ciego. La capa mucosa y la capa submucosa del intestino delgado forman pliegues circulares, que sobresalen en la luz del órgano formando las vellosidades intestinales, lo que aumenta en unas 600 veces el área de absorción de la mucosa intestinal, originando una gran superficie de absorción. Dentro de cada una de ellas hay un capilar linfático o quilífero, músculo liso para moverse y modificar su longitud, y una red de vasos capilares. Entre las vellosidades hay glándulas con distintas funciones, como proteger la mucosa, y unas acumulaciones de tejido linfoide (placas de Peyer). El tejido del intestino delgado es muy activo y en el plazo de una semana se ha renovado totalmente. El epitelio se forma por proliferación de células madre indiferenciadas situadas en el interior de las criptas, que migran hacia el extremo distal de cada vellosidad desde donde se separan para ser expulsadas al exterior. A medida que las células migran y abandonan las criptas, maduran y desarrollan el borde en cepillo. El intestino delgado es el principal responsable de la absorción de las distintas moléculas para su posterior asimilación. Se encarga de la absorción de grasas, proteínas, azúcares y otros nutrientes, que son transportados por la sangre hacia el hígado a través de la vena porta. A medida que avanza el quimo va cambiando de consistencia y el duodeno dispone de más agua para diluir.

3.7 Válvula o esfínter ileocecal

Corresponde a la musculatura lisa del esfínter que separa el intestino delgado del grueso. Es el límite entre el lado derecho del tronco cerebral (atrapar) y el lado izquierdo del mismo (eliminar).

3.8   Apéndice

Es un apéndice en forma de pequeña ampolla alargada cuya función es producir elementos de la flora bacteriana. Su origen es endodérmico.

3.9   Intestino grueso

El intestino grueso se extiende desde la válvula ileocecal hasta el ano y tiene unos 1.5-2 m de longitud. Lo componen distintas partes, llamadas ciego, apéndice, colon ascendente, colon transverso, colon descendente, colon sigmoideo, recto y ano.

▪ COLON

Su origen es endodérmico. Es la parte del intestino grueso con función de reabsorción del agua de los restos alimenticios y la evacuación y eliminación de lo inservible. La primera función se realiza más sobre el colon ascendente y la segunda sobre el colon descendente. También en estos segmentos se realiza la gestión de las bacterias de la flora intestinal.

▪ COLON SIGMOIDEO-RECTO

Se extiende desde el colon descendente, donde la primera porción es el colon sigmoideo, hasta la ampolla anal y mide unos 16 cm. Su función es acumular las heces hasta que vayan a ser eliminadas y evocar la sensación de ganas de evacuar. La parte superior del recto pertenece al endodermo con un conflicto arcaico de "no poder eliminar" y la parte inferior cercana a la ampolla anal corresponde al ectodermo con un conflicto territorial.

▪ CONDUCTO ANAL Y ANO

Es la porción terminal del tubo digestivo que se encuentra fuera de la cavidad abdominal en la cavidad pelviana y mide unos 4 cm. En la zona de unión recto-ano hay un cambio de epitelio de la mucosa intestinal, que pasa a ser plano estratificado no queratinizado, ya que es una zona más expuesta a las abrasiones. Deriva del ectodermo y sigue el modelo epidérmico. Se abre al exterior mediante un orificio llamado ano y en él se distinguen dos esfínteres, el esfínter anal interno y el esfínter anal externo. El esfínter anal interno es un engrosamiento de la musculatura lisa involuntaria circular del recto que rodea los 2/3 inferiores del conducto anal. El esfínter anal externo rodea el conducto anal y se superpone, en parte, al esfínter interno. Está integrado en la musculatura estriada esquelética del suelo de la pelvis y es voluntario desde que se mielinizan las vías correspondientes, aproximadamente alrededor de los 18 meses de edad.

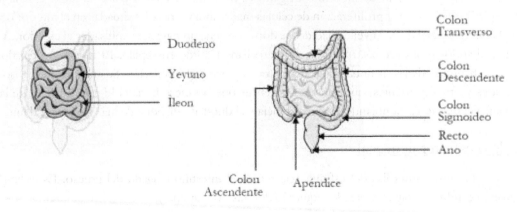

Figura 8. Izquierda partes del intestino delgado y derecha partes del intestino grueso | Fuente: Servier Medical Art por Servier, bajo licencia Creative Commons | Modificada.

3.10 Peritoneo

Es una membrana serosa que envuelve la mayor parte de los órganos del abdomen y rodea la cavidad abdominal. Algunos órganos están totalmente recubiertos y otros parcialmente. Está compuesto de una capa de tejido conjuntivo laxo cubierta por una capa de epitelio plano simple, denominada mesotelio. Esta secreta un líquido lubrificante, el líquido seroso, que permite a los órganos deslizarse fácilmente unos contra otros o contra las paredes de la cavidad. Otras serosas son las pleuras, el pericardio o las meninges. En el peritoneo se distinguen dos capas, la que tapiza las paredes abdominales se denomina peritoneo parietal y la que tapiza las vísceras abdominales se denomina peritoneo visceral. Las capas visceral y parietal están separadas entre sí por una pequeña cantidad de líquido, el líquido peritoneal, para suavizar el movimiento de las vísceras. Tiene varias funciones, como sostener los órganos en la cavidad abdominal, permitir su movimiento interior, actúa como barrera defensiva frente a microorganismos y partículas inertes para los órganos que cubre y como aislante térmico, manteniendo la temperatura de los órganos que cubre. Cuenta con propiedades hemodinámicas, que tiene relación con el flujo sanguíneo y los mecanismos circulatorios en el sistema vascular. Es un órgano derivado del mesodermo que se comporta como un órgano de origen mesodérmico antiguo, por lo que reaccionará a los conflictos de agresión cuya necesidad es la protección. Los mesotelios y epiplones el Dr. Hamer los ha clasificado como arcaico o vital (endodermo).

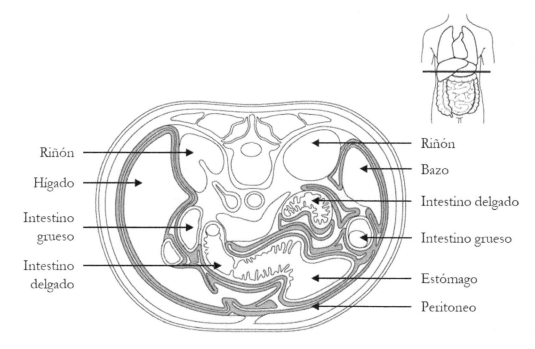

Figura 9. Ubicación del peritoneo y órganos colindantes | Fuente: Anatomy and Physiology por Rice University, bajo licencia Creative Commons / Modificada.

4 Anatomía de las glándulas anexas

4.1 Hígado

Es un órgano macizo de 1.5 kg aproximadamente, situado en la parte superior derecha del abdomen, por debajo del diafragma, por encima del riñón derecho e intestinos, y a la derecha y arriba del páncreas, vesícula biliar y estómago, y suele estar cubierto por las costillas 5ª-10ª. Es una glándula accesoria del aparato digestivo. Está ricamente vascularizado y la sangre llega al hilio hepático por la arteria hepática (30 % del volumen total), la vena porta (70 %), los conductos hepáticos derecho e izquierdo y los vasos linfáticos. El hígado tiene un doble aporte sanguíneo y el que proviene de la vena porta contiene los productos de la digestión de los carbohidratos, grasas y proteínas desde el intestino y la sangre del bazo (con restos de la destrucción de hematíes), páncreas y vesícula biliar, que está desoxigenada. La sangre transportada en las ramas de la arteria hepática está oxigenada. Ambas sangres se mezclan en el interior del hígado y después de pasar por el filtro de las sinusoides hepáticas, dejan el órgano por medio de la vena porta.

El hígado está formado por células hepáticas llamadas hepatocitos, agrupados en lobulillos separados por una rica red capilar. Los hepatocitos son los responsables del proceso metabólico en el que recogen el oxígeno y los nutrientes para realizar su función y, a su vez, devuelven algunos de los productos resultantes de su metabolismo y los productos de deshecho a las sinusoides. Estas células intervienen en el metabolismo de glúcidos, lípidos y proteínas, eliminan de la sangre productos metabólicos de desecho que pasarán a orina o a las heces, transforman compuestos biológicamente activos como químicos, fármacos, hormonas y tóxicos, y sintetizan la bilis. La bilis es producida por los hepatocitos (endodermo) y excretada a los canales biliares (ectodermo), que se encuentran entre hepatocitos adyacentes y sin contacto con las sinusoides. A partir de estos canalículos se forman los conductos interlobulillares que se unen unos con otros dando lugar a conductos progresivamente más grandes, hasta formar los conductos hepáticos derecho e izquierdo.

Las funciones metabólicas que realiza el hígado son esenciales para la vida:

- Participa en el metabolismo de hidratos de carbono, proteínas y lípidos que llegan a través de la vena porta.

- Sintetiza las proteínas del plasma a excepción de las inmunoglobulinas.

- Realiza la transformación del amoníaco en urea, con menor toxicidad.

- Secreta la bilis que contiene las sales biliares imprescindibles para la emulsión de las grasas antes de su digestión y absorción.

- Se encarga del almacenamiento de distintas sustancias como hierro proveniente del procesamiento de la hemoglobina y vitaminas liposolubles.

- Interviene en la activación de la vitamina D por la parathormona.

- Metaboliza productos químicos, hormonas y fármacos para que los productos resultantes puedan ser eliminados por la orina o la bilis, o para ser usados en el organismo con mayor facilidad.

- Ayuda a eliminar los desechos.

- Participa en la producción de colesterol y proteínas específicas para el transporte de grasas a través del cuerpo.

- Convierte la glucosa en glucógeno y lo almacena.

- Actúa de regulador de la coagulación sanguínea.

- Elimina bacterias del torrente sanguíneo y aumenta la inmunidad.

En resumen, el hígado tiene más de 600 funciones y algunas de las más importantes serían filtraje y limpieza de la sangre del organismo, actúa como centro desintoxicante, metaboliza y almacena los nutrientes orgánicos, gestiona las reservas (paso de glucosa a glucagón y viceversa).

4.2   Sistema Biliar

El sistema biliar incluye la vesícula biliar y las vías biliares, ambas partes de origen ectodérmico. La vesícula biliar es un órgano en forma de pera ubicado en una depresión de la cara visceral del hígado, que tiene la función de almacenar aproximadamente la mitad de la bilis secretada por el hígado en los intervalos entre las fases activas de la digestión, la concentra absorbiendo agua y electrolitos, y la excreta por medio del conducto cístico que se une con el hepático y forman el colédoco. Su capacidad es de unos 60 ml. El conducto colédoco junto con el conducto pancreático principal desemboca en la segunda porción del duodeno, en la ampolla de Váter o papila duodenal. La función de la bilis es la emulsión de las grasas antes de su digestión y absorción.

4.3   Páncreas

El páncreas es un órgano con varios tipos de células diferenciadas que se puede dividir funcionalmente en dos grandes funciones derivadas de dos tipos de tejido: con origen ectodérmico el páncreas endocrino, que regula la glucemia y las vías pancreáticas, y con origen endodérmico el páncreas exocrino, con función digestiva que secreta un líquido rico en enzimas, llamado jugo pancreático, liberado directamente a la luz del duodeno donde se mezcla con el quimo, el jugo pancreático, la bilis y la propia secreción intestinal.

▪ PÁNCREAS EXOCRINO

El páncreas pesa unos 100 gramos y tiene una capacidad de secreción de más de 10 veces su peso, es decir, 1-1.5 l/día de jugo pancreático que contiene enzimas para la digestión de los 3 grandes tipos de alimentos (proteínas, carbohidratos y grasas) y grandes cantidades de iones bicarbonato cuyo papel es neutralizar el quimo ácido proveniente del estómago cuando llega al duodeno. Entre los enzimas secretados por el páncreas destacan: la amilasa pancreática, que actúa sobre los hidratos de carbono; la lipasa y la fosfolipasa, que digieren los lípidos; la ribonucleasa y la desoxirribonucleasa, que desdoblan los ácidos nucleicos, y la tripsina y la quimotripsina, que digieren las proteínas. Este mecanismo está regulado por procesos hormonales y nerviosos. Este último corresponde a la activación del sistema parasimpático a través del nervio vago.

▪ PÁNCREAS ENDOCRINO

El tejido endocrino está formado por los islotes de Langerhans, que tienen 3 tipos de células (alfa, beta y delta) cuya función es la secreción de insulina y glucagón, que son las encargadas de la regulación del nivel de glucosa en sangre, y de somatostatina. Se profundizará en el capítulo de Endocrinología.

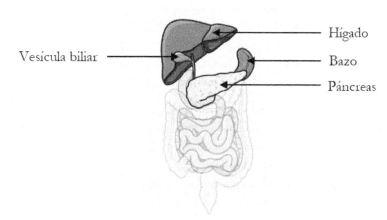

Figura 10. Ubicación de las glándulas anexas | Fuente: Servier Medical Art por Servier, bajo licencia Creative Commons / Modificada.

5 Fisiología del aparato digestivo

El aparato digestivo es un conjunto de órganos con glándulas asociadas, que se encarga de **recibir, descomponer y absorber los alimentos y los líquidos.** Las diversas partes del sistema están especializadas para realizar las diferentes funciones: ingestión, digestión, absorción y excreción. Los alimentos avanzan a lo largo del tubo digestivo por acción de la gravedad y del peristaltismo. El peristaltismo propulsa los alimentos mediante la combinación de la contracción muscular de un área y la relajación de la siguiente. Varios esfínteres evitan el retroceso del alimento (reflujo). Los reflejos que actúan entre las distintas partes del tubo digestivo, junto a factores hormonales y neuronales, determinan el movimiento de los alimentos.

Desde la boca hasta el esfínter anal, el tubo digestivo mide unos once metros de longitud. En la boca ya empieza propiamente la digestión. Los dientes trituran los alimentos y las secreciones de las glándulas salivales los humedecen e inician su degradación química. Luego, el bolo alimenticio así formado en la boca cruza la faringe, continúa por el esófago y llega al estómago, una bolsa muscular de litro y medio de capacidad, en condiciones normales, cuya mucosa segrega el potente jugo gástrico. En el estómago, el alimento se agita y procesa hasta convertirse en una mezcla denominada quimo. A la salida del estómago, el tubo digestivo se prolonga con el intestino delgado, de unos seis metros de largo muy replegado sobre sí mismo. En su primera porción o duodeno recibe secreciones de las 13 glándulas intestinales, la bilis y los jugos del páncreas. Estas secreciones contienen una gran cantidad de enzimas que van degradando y transformando los alimentos en sustancias solubles simples. El tubo digestivo continúa por el intestino grueso de algo más de metro y medio de longitud. Su porción final es el recto, que termina en el esfínter anal, por donde se evacuan al exterior los restos no digeridos de los alimentos. En el proceso total de la digestión son muchos los órganos implicados: boca, esófago, estómago, intestinos (delgado y grueso), recto y ano, los cuales forman el aparato digestivo completo. Aunque no están considerados como parte del aparato digestivo, otros órganos se encuentran también implicados en la digestión. Estos son la lengua, las glándulas salivales, el páncreas, el hígado y la vesícula bilia

6 Descodificación biológica del sistema digestivo

6.1 Función biológica

La descodificación de un órgano nos lleva a preguntarnos: "¿para qué sirve?, ¿cuál es la utilidad o función del órgano?"; lo que lleva a revisar su anatomía, histología y fisiología. Cada órgano del cuerpo tiene una función específica e incluso hay partes de un mismo órgano que tienen una función distinta que otra parte del mismo órgano, como es el caso del estómago, del páncreas o de la faringe. También hay órganos que tienen una única función, como el duodeno, y otros tienen múltiples funciones, como el hígado, considerado el gran laboratorio del cuerpo y que cuenta con más de 500 acciones a realizar. El aparato digestivo está compuesto por un conjunto de órganos en forma de tubo, unas estructuras accesorias (dientes, lengua), unas glándulas anexas y unas láminas serosas o membranosas como sistemas de unión.

El tubo o tracto digestivo incluye la boca, faringe, esófago, estómago, intestino delgado e intestino grueso. Este sistema en forma de tubo está abierto en sus dos extremos, boca y ano, permite el paso del alimento mediante movimientos y la realización de la función específica asignada, y para ello consta de algunos **componentes comunes** que son:

- Pared **mucosa interna** (abierta a la luz del tubo).
- Capa **submucosa** de tejido conectivo laxo que aloja el paquete vasculo-nervioso, vasos y ganglios linfáticos y en algunas partes hay glándulas submucosas.
- **Pared muscular** de musculo liso involuntario (con excepción de la boca, la lengua, la faringe y el esófago superior, que tienen musculatura estriada y lisa). Esta pared en algunos intervalos aparece engrosada y modificada formando

un anillo o esfínter que actúa como una válvula de apertura y cierre. Es la capa que permite los movimientos para facilitar el pasaje del alimento y su disgregación o mezcla.

- Pared externa **serosa.**

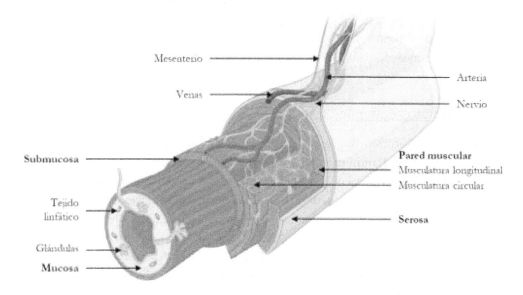

Figura 11. Capas y componentes del tubo digestivo | Fuente: Anatomy and Physiology por Rice University, bajo licencia Creative Commons / Modificada.

Entre los órganos hay uniones mediante una capa serosa que en boca, esófago y recto es de tejido conectivo laxo y, en el resto, es una membrana que recubre y une los órganos, llamada peritoneo. En algunas zonas se denominan epiplón, por ejemplo, el epiplón menor une el estómago con el hígado. Las paredes del tubo digestivo tienen, además, un complejo sistema de plexos nerviosos que componen el sistema nervioso entérico con la función de inervar las glándulas, el sistema vascular y el sistema muscular liso involuntario, permitiendo la coordinación de los movimientos. Conforman lo que se llama el "cerebro intestinal", que trabaja de forma independiente y autónoma y se coordina con el sistema nervioso autónomo simpático y parasimpático. Estos últimos tienen funciones contrapuestas, ya que mientras el sistema simpático inhibe las reacciones digestivas, el sistema parasimpático las estimula.

El sistema digestivo tiene cuatro **cualidades funcionales** principales.

- Sensorialidad: examina la composición de los alimentos en el interior del sistema digestivo, tanto químicamente para saber si el bocado es útil o nocivo (veneno, tóxico) como mecánicamente (muy duro o erosivo).

- Motricidad: o peristalsis lo que significa el movimiento del bocado gracias a la contracción muscular.

- Secreción: produce los jugos digestivos que facilitan la degradación del bocado. El aumento de estas células adquiere la forma de coliflor.

- Absorción intestinal: las sustancias nutritivas son absorbidas a través de las paredes intestinales en el flujo sanguíneo y linfático con dirección al hígado. El aumento de estas células adquiere la forma de base plana.

El Dr. Hamer explica: Evidentemente estas cualidades funcionales están dirigidas todas por el mismo relé en el tronco cerebral pero no en todas las partes del tracto gastrointestinal están presente las cuatro. Por ejemplo, las glándulas lacrimales, las glándulas parótidas y las glándulas sublinguales tienen sólo la cualidad funcional secretora. Por otra parte, las cualidades secretora y absorbente, por ejemplo, no parece que se excluyan la una a la otra necesariamente. De hecho, en el mismo punto puede desarrollarse unas veces un carcinoma plano en el caso de que no sea posible absorber un pedazo, y otras veces el pedazo resulta demasiado grande para poder pasar por el intestino, entonces se forma en una posición próxima un carcinoma con forma de coliflor de tipo secretante que tiene la función de producir todo el jugo digestivo posible de tal manera que el pedazo sea digerido y pueda pasar. En los dos casos, pero sobre todo en el segundo, pueden estar implicadas también las cualidades funcionales sensorial y motora.

Como hemos visto, el tubo digestivo consta de cuatro capas: mucosa, submucosa, muscular y serosa. La afectación de la luz del tubo (mucosa y en algún caso submucosa) da lugar a procesos inflamatorios o enfermedad inflamatoria intestinal (EII): enfermedad de Crohn y colitis ulcerosa. La afectación de la función neuromuscular y motilidad gastrointestinal da lugar a enfermedades como el Síndrome del intestino irritable, estreñimiento funcional, dispepsia y reflujo gastroesofágico.

6.2   Conceptos y conflictos generales

El tema de trabajo en Descodificación Biológica del aparato digestivo en general gira alrededor de la **aceptación y digestión del bocado, del trozo, del alimento** que, en los seres humanos modernos, por lo general, es un bocado o trozo simbólico o imaginario más que real, ya que excepcionalmente nos exponemos a un alimento tóxico de forma real. Para ello se necesita **atrapar o eliminar** el bocado, **digerirlo, absorberlo** o **eliminarlo.** La lengua realiza el primer control y determina si le permite la entrada o no. La digestión es un proceso que se realiza normalmente varias veces al día, sin que tengamos que influir en ella para que se lleve a cabo, y la naturaleza tiene previstos los mecanismos necesarios para eliminar rápidamente aquello que es tóxico o venenoso para el cuerpo mediante dos reflejos que son el vómito y la diarrea. Algunos animales llevan a cabo procesos de depuración mediante la ingesta de alimentos no asimilables por su cuerpo, que les provocan vómitos o diarreas. No es el caso de los seres humanos modernos, que consumen alimentos que han pasado minuciosos controles, igual que el sistema de elaboración o preparación de los mismos.

En la vida cotidiana nos encontramos frente a situaciones reales donde sufrimos o nos estresamos y lo vivido que incorporamos como "trozo" o "bocado" actúa de manera simbólica como algo indigesto. El conflicto es real y lo vive la persona en un instante concreto o en pequeñas dosis, y el bocado es simbólico. Cada persona vive las situaciones conflictuales de manera diferente según sus programas previos y su forma de estar en el mundo.

Ejemplo: En una charla de amigos, hay alguien que habla mediante palabras soeces, bastas, sin reflexionar si pueden herir a los demás o no. Algunas personas viven la situación sin darle importancia, pero otros podrían sentir una indigestión sin necesidad de haber comido algo. La vivencia conflictual es real, mientras que el bocado indigesto es simbólico, y ese bocado indigesto puede ser vivido como algo inaceptable y dará lugar a náuseas, vómitos, malestar estomacal o como algo inaceptable, por lo que el intestino se pondrá en función de mayor actividad y lo intentará eliminar rápido mediante la diarrea.

Ejemplo: En una celebración, una pareja come en un restaurante y todo va bien hasta que entablan una discusión. Uno de la pareja presentará síntomas mientras que el otro no tendrá ninguna manifestación, a pesar de haber comido lo mismo. A uno, la situación le ha resultado totalmente indigesta, mientras que el otro sobrevuela sobre la misma sin pararse a mirar más que lo que ha vivido.

Ejemplo: Alguien prepara un obsequio con todo el cariño y lo entrega al otro, que lo recibe y dice "¿qué porquería es esto?".

Recordar: Inadecuación entre querer, poder y deber.

6.3   Palabras relativas al sistema digestivo

Abdomen: vientre, ventral, barriga, panza, tripa, baúl, tonel.

Aceptar, integrar las diferencias, permitir, dejar pasar.

6.4 Capas embrionarias, tejido y conflictos por órganos

Endodermo	Mesodermo antiguo	Mesodermo nuevo	Ectodermo
Tejido adenoideo o glandular. Capa submucosa.	Tejido mesotelial. Capa serosa.	Tejido conjuntivo. Músculo estriado, huesos, articulaciones.	Epitelio plano estratificado. Capa mucosa.
Conflicto: Arcaico o vital	Conflicto: Agresión	Conflicto: Rendimiento	Conflicto: Relacional
- Apéndice - Boca, submucosa - Ciego de intestino y apéndice - Colon, intestino grueso - Duodeno, excepto bulbo - Epiplón mayor, menor, mesenterio - Estómago, gran curvatura - Esófago, tercio inferior - Faringe (garganta) submucosa, adenoides - Glándulas salivales - Hígado - Intestino delgado, íleon - Intestino grueso - Lengua, glándula sublingual - Ombligo - Paladar submucoso - Páncreas exocrino - Recto submucosa - Sigmoides - Yeyuno, intestino delgado superior MESENCÉFALO: - Musculatura lisa de los órganos digestivos - Intestinos, musculatura lisa	- Peritoneo - Epiplón	- Vasos sanguíneos - Dientes: dentina - Huesos - Lengua muscular	- Ano mucosa - Biliares conductos, vías - Boca, mucosa - Dientes: esmalte - Duodeno, bulbo - Esófago, 2/3 superiores - Estómago, curvatura menor - Faringe(garganta) mucosa - Glándulas salivales conductos - Glucagón, ínsulas de Langerhans, células beta - Hígado, conductos hepáticos - Lengua mucosa - Páncreas endocrino - Parótida, conducto excretor - Píloro

7 Estudio por órganos

7.1 Boca: mucosa y submucosa

- **ENDODERMO: SUBMUCOSA BUCAL**

Conflicto:

Lado derecho: arcaico o vital de atrapar o entrada del bocado.

Lado izquierdo: arcaico o vital de eliminar o expulsar el bocado real o simbólico de alimento, palabra, afecto, comunicación.

Aclaración: en los órganos pertenecientes al endodermo no existe la lateralidad como tal, sin embargo, recordemos que a partir del anillo primitivo se relaciona a cada uno de los lados con los conflictos de entrada y salida o atrapar, entrada del bocado o eliminar, deshacerse del bocado.

Fases de la enfermedad:

FA: Aumento inmediato de la función o crecimiento celular de la submucosa, formación de tumor (adenocarcinoma plano tipo absortivo) por debajo de la mucosa (epitelio escamoso) que es casi imperceptible pero se observa una ligera inflamación.

CE: Exacerbación de los síntomas de FA, fuerte sensación de frío, náusea, vómito, sialorrea, cólico, dolor y, en ocasiones, sangrado.

PCL: Disminución drástica de la función, aparece descomposición con micobacterias u hongos (muguet, candidiasis, tuberculosis –TBC– u hongos) si están disponibles, ocasionando mal olor o fetidez en el aliento. En caso contrario habrá encapsulamiento. Puede existir febrícula.

Síntomas o patologías asociados:

Muguet o *candidiasis* del bebé

Es una infección por un hongo llamado *Candida albicans*, que se manifiesta mediante placas blanquecinas en la submucosa bucal, sequedad, sabor desagradable y mal aliento.

Conflicto: "Necesito atrapar el bocado o la protección (para un bebé, por lo general, es mamá o su pecho) y no tengo contacto con ello."

Mal aliento o halitosis

Se produce por fermentación de alimentos en alguna parte del tracto digestivo superior y/o es el resultado de la descomposición por microorganismo TBC en PCL, tanto de mucosa (por otro microrganismo) como de submucosa, aunque de preferencia en esta última. (Ver *Ectodermo: mucosa bucal*.)

- **ECTODERMO: MUCOSA BUCAL**

Conflicto:

Separación desde los labios, boca o lengua y lo que se pueda contactar desde esa zona, no poder llevar o sacar algo. La mucosa bucal se controla desde la corteza sensitiva ectodérmica inervándose la parte derecha de la boca con la corteza del lado izquierdo y la parte izquierda con la corteza derecha.

Sentirse separado de algo, por ejemplo, la palabra, la comida, separado de poder atrapar o poder eliminar algo. "No quiero esto en mi boca, es algo indeseado."

Fases de la enfermedad:

FA: ulceración epitelial con el objetivo de ensanchar la luz bucal.

PCL-A: relleno o crecimiento celular que puede cursar con enrojecimiento, ampollas con agua o sangrado por la inflamación. Infección bacteriana o viral (herpes). Carcinoma oral.

Síntomas y patologías asociados:

Aftas

Son llagas abiertas, superficiales y dolorosas en la mucosa, de color blanco-amarillento rodeadas de un halo rojo. El dolor aparece en fase activa si el conflicto es intenso y en crisis épica, porque esta mucosa sigue el modelo gaznate. La reparación se produce mediante una bacteria.

Conflicto: "Quiero o no quiero decir algo, tener algo en la boca o recibir algo". Las palabras recibidas o emitidas hieren (más dolor). "Querer sacar algo de la boca (real)".

Ejemplo: Un conductor que ha bebido alcohol tiene que soplar con la boca en un alcoholímetro y ve retirado su carnet de conducir. Separado de soplar lo correcto.

Herpes labial o bucal

Infección viral que provoca llagas o ampollas dolorosas en el límite de la mucosa y de la piel entre dermis y epidermis. Afecta a dermis, epidermis, mucosa y al nervio del área afectada.

Conflicto: de separación íntima de lo bueno o contacto feo con una información nociva que agrede. Contacto desagradable como "sobran los besos de X" y los repelo. Separado o faltan las palabras propias o de X. Puede ser un contacto real con algo sucio o con algo que no se quiere poner en la boca, pero se hace. El herpes aparece poco después del contacto.

Ejemplo: Hombre que le aparece un herpes bucal después de besar a un muerto en un funeral.

Mal aliento o halitosis

En ectodermo el resultado de la descomposición por microorganismo en PCL-A de mucosa se realiza mediante bacterias. (Ver *Endodermo: submucosa bucal.*)

- **PALABRAS Y EXPRESIONES RELATIVAS A LA BOCA**

Boca, orificio, salida, entrada, hocico, pico, admitir, aprobar, probar.

Expresiones: cierra el pico, en boca cerrada no entran moscas, me lo sacaron o quitaron de la boca, se me hace agua la boca, a pedir de boca, en boca de todos, taparle la boca, hablar por boca de ganso, es una boca inútil...

7.2 Estructuras óseas

- **MESODERMO NUEVO: ESTRUCTURA ÓSEA**

  Conflicto:

  Gran desvalorización en relación con atrapar el bocado o a la palabra.

  Fases de la enfermedad:

  FA: Osteólisis, desaparición celular tipo osteoporosis.

  PCL-A: Relleno celular con crecimiento tipo sarcoma u osteosarcoma, inflamación o infección ósea. Con Síndrome de TCR aumenta considerablemente la inflamación.

  PCL-B: Reforzamiento de la zona afectada.

  Síntomas y patologías asociados:

  En la bóveda ósea pueden presentarse quistes, tumores, traumatismos o alteraciones metabólicas como en cualquier hueso. Puede producirse la fisura labial o labio leporino si el conflicto es vivido en los primeros 3 meses del desarrollo embrionario.

  Ejemplo: Hombre con quiste periapical en incisivo superior derecho. Su jefe le promete un cambio de puesto de trabajo y, antes de que se produzca, tiene una reunión en la que él no consigue transmitir como quiere el cambio. Un tiempo después le aparece el quiste. "Se me escapó por no llegar al rendimiento esperado", "no lo supe hacer bien."

  Hendidura palatina

  También conocido como paladar hendido o labio leporino, es un defecto en el cierre de la parte media de la cara (la unión entre la zona nasal medial y la maxilar superior) que se tiene que producir entre la 5ª. semana de desarrollo embrionario y los 3 meses. Su manifestación es una fisura (más o menos grande, dependiendo de los casos) entre el labio superior y la fosa nasal. Puede extenderse hacia atrás, dividiendo también la encía y el paladar.

  Conflicto: De incapacidad de atrapar el bocado.

  Proceso inflamatorio óseo u osteítis

  Aparecen como resultado de una infección de un diente, de la encía, de una herida profunda o de la extracción de una pieza dental (alveolitis seca). Aparecen en fase de reparación de una situación conflictual de desvalorización.

  Ejemplo: A una mujer con 34 años le tuvieron que sacar todos los dientes y lleva una dentadura postiza completa. Se sentía desfigurada, disminuida, completamente desvalorizada a nivel estético y sentía que ya no podría seducir a nadie. Al cabo de un tiempo le aparece un cáncer de mandíbula.

  Osteosarcoma mandibular

  Crecimiento celular que aparece en fase de reparación.

Ejemplo del Dr. Robert Guinée: Una mujer se ve forzada a hacer felaciones a su marido y es incapaz de expresarse. Lo vive como una desvalorización y una falta de respeto. Se divorcia y al cabo de poco tiempo aparece el sarcoma cuando ha solucionado el conflicto.

- **MESODERMO NUEVO: MUSCULATURA ESTRIADA DE LA MANDÍBULA**
- **ECTODERMO: CORTEZA MOTORA**

Conflicto:

Contrariedad de movimiento.

Fases de la enfermedad:

FA: Hay menor actividad de la musculatura (parálisis parcial o total de la musculatura de la mandíbula).

PCL: Se inicia la movilidad con el rechinar de los dientes.

CE: Da bruxismo generalmente durante la noche mientras se duerme. El conflicto se reactiva de día.

Síntomas y patologías asociados:

Bruxismo

Movimiento involuntario de los maxilares que hace apretar los dientes o rechinarlos entre sí y lleva al desgaste excesivo de los dientes. Implica a la musculatura de la mandíbula y a la corteza que inerva dicha musculatura (ectodermo).

Conflicto: Sentirse bloqueado(a), incapacidad para expresarse, hablar o reaccionar frente a figuras de autoridad (padres, familiares, tutores, educadores, jefe, policía, etc.), impotencia de morder a un "depredador"; apretar los dientes para no hacerlo. "Quiero hablar, pero no debo"; "Quiero morderle, pero me lo impido"; "Es vital hablar, pero no puedo revelar este secreto", "Soy incapaz de defenderme".

7.3 Dientes

El tema central de los dientes es poder morder, atrapar el bocado, asegurarse de incorporarlo bien preparado, mostrar y vivir la agresividad, protegerse y atacar, y, secundariamente, hablar. Los dientes han sido una poderosa arma para proteger el territorio antes de que se inventaran otras armas y se mostraban para disuadir al atacante. Tienen también la función de mostrarse en el momento de la sonrisa y son un elemento de seducción. Sirven para cortar, desgarrar y moler el bocado.

"No tengo derecho a atrapar el bocado"; "Está prohibido atrapar el bocado"; "No quiero coger el bocado."

Ejemplo: Un niño que se encuentra una moneda en la calle con la que quiere comprarse chuches. Otro niño mayor le pega y se la saca, "se queda con su bocado". De adulto se separa y su mujer le pide la casa en la que viven, que él había comprado antes de conocerle. "Se quedan con mi bocado." En su programación inicial existe el sentir "no tengo derecho de guardar este bocado" o "me han prohibido guardar ese bocado".

- **MESODERMO NUEVO: DENTINA**

  ### Conflicto:

  Sentirse desvalorizado por no conseguir morder, defenderse o atrapar un bocado. Lado derecho colaterales y lado izquierdo lo íntimo (madre/hijo).

  ### Fases de la enfermedad:

  FA: Reducción celular (agujeros) o caries indoloras (solo en la dentina).

  PCL-A: Recalcificación o relleno celular óseo con inflamación (dolor).

  Si hay un Síndrome de TCR aumenta la hinchazón.

  ### Síntomas y patologías asociados:

  <u>Caries en dentina</u>

  Es una ulceración indolora que si progresa hacia la pulpa provocará dolor. Se observa en radiografías. La pérdida excesiva de dentina ante conflictos duraderos produce un debilitamiento del diente que puede romperse.

  <u>Placa dental o sarro</u>

  Es el crecimiento de la población bacteriana que podría tener su origen en la acumulación de trasudado óseo por la reparación del hueso dental en conflictos repetidos.

  <u>Agenesia dental</u>

  Ausencia de dientes, que ya está presente en el momento del nacimiento, por lo que hay que buscar el conflicto durante el inicio del embarazo o en momentos anteriores. (Transgeneracional o parental.)

  Conflicto: No hay que ser agresivo, no hay que defenderse.

  Ejemplo: Niña con agenesia de caninos y premolares del lado izquierdo. Su padre fue apresado con 18 años por morder a otro jugador en un partido de futbol y en el inconsciente parental figura "morder es peligroso".

  Ejemplo: Joven a la que los caninos no le han bajado y se quedan dentro de la mandíbula o del maxilar. En su infancia, cada vez que a su hermano pequeño le ocurría algo a ella la castigaban y, con frecuencia, recibía bofetadas cuando decía "yo no he sido". Aprende que no tiene derecho a defenderse.

- **ECTODERMO: ESMALTE**

  ### Conflicto:

  Separado de hacer algo con los dientes porque no se puede, no se debe o no se quiere. FH en corteza sensorial con correlación cruzada cerebro-órgano y sigue el patrón gaznate. Lateralidad: derecha colaterales e izquierda relación maternofilial.

  ### Fases de la enfermedad:

  FA: Ulceración del esmalte dental con hipersensibilidad al calor o el frío.

  PCLA: Relleno de esmalte en ocasiones con bacterias (caries). Hiposensibilidad.

Síntomas y patologías asociados:

Caries

Es una infección bacteriana ocasionada por pérdida de esmalte lo que deja una cavidad. Puede ser concomitante a un proceso de pérdida de dureza debido a la desmineralización del hueso y lisis del esmalte dental. El esmalte corresponde a la 4.ª etapa de la biología y la vivencia emocional es relacional, mientras que el hueso es de mesodermo nuevo. Si solo implica al esmalte dental, habrá una lenta regeneración indolora y sensibilidad al contacto con calor, frío, dulce o ácido en fase activa. No está relacionado con la ingestión de dulces o líquidos edulcorados.

Conflicto: No se puede, no se debe o no quiero morder al otro o defenderme del otro. "No debo, puedo o quiero demostrar mi fuerza, mi agresividad, por prohibición expresa."

- **PALABRAS Y EXPRESIONES RELATIVAS A LOS DIENTES**

  Cortar, rechinar, seccionar.

  Incisivos: incidir, contarte, hiriente, afilado, mordaz, cruel.

  Caninos: desgarrar, destrozar, descuartizar, romper, rajar, rasgar, hacer pedazos.

  Molar: moler, triturar, destruir.

  Caries: podrido, picado, corrupto, putrefacto, perforado.

  Expresiones: "A caballo regalado no le mires el dentado", "ojo por ojo y diente por diente", clavar el diente, mostrar los dientes, hablar entre dientes, a regañadientes.

7.4   Encías

- **ECTODERMO: ENCÍAS**

  Tonalidad conflictual relacional, patrón de sensibilidad externa y lateralidad derecha colateral e izquierda íntimo.

  Conflicto:

  Separado de poder morder o clavar el diente, ruptura de contacto de algo considerado bueno para morder, sabroso, delicioso. "Mi palabra no tiene peso, no vale lo que digo, los otros no me prestan atención cuando hablo, nadie me escucha."

  Fases de la enfermedad:

  FA: Ulceración.

  PCL-A: Relleno, proliferación celular, dolor.

  PCL-B: Vuelta a la normalidad.

  CE: Sangrado.

  Síntomas y patologías asociados:

  Gingivitis y retracción de encías

  Inflamación de la mucosa de las encías en PCL-A en conflictos recidivantes que llevan a un progresivo deterioro.

FA: Ulceración del tejido mucoso con retracción.

PCL: Relleno con bacterias y virus, hipersensibilidad.

<u>Absceso en las encías</u>

Infección purulenta que se produce en la submucosa de la boca por conflicto de no poder atrapar un bocado.

7.5   Lengua

- **MESODERMO NUEVO: MUSCULATURA DE LA LENGUA**

    Conflicto:

    Motor de no querer, no deber o no poder decir algo vivido con desvalorización.

    Impotencia y contrariedad de movimiento: "Hay algo imposible de deglutir", "esto no me lo pudo tragar" o "no debería haber dicho eso".

    Fases de la enfermedad:

    FA: atrofia muscular y reducción de la actividad que puede llegar a la parálisis parcial.

    PCL-A: Inicio lento e imperceptible de la actividad con recuperación lenta.

    CE: Disminución de la actividad.

    Síntomas y patologías asociados:

    <u>Parálisis o paresia de la lengua</u>

    Hay dos tipos de parálisis de la lengua, total o parcial.

    Total: Se produce a nivel central por hemorragia en la zona del recorrido u origen del nervio glosofaríngeo.

    Parcial: Afectación local que provoca que la lengua se vaya hacia un lado. Puede producirse por lesión en el recorrido del nervio en el interior de la lengua.

    Ejemplo: De niña ve a su madre acariciando y besando al profesor de inglés y durante la cena pregunta con total inocencia por qué lo hacía. A partir de aquí, vive un calvario por el divorcio de sus padres. Su madre siempre le acusa y ella siente "por qué hablé, lo que dije provocó un desastre". Nada fue igual a partir de ese momento. A partir de aquí se instala la ley del silencio y de adulta, después de su propio divorcio, le sobreviene una hemiparesia lingual. Su marido fue encontrado por su hijo con una amante.

- **ECTODERMO: MUCOSA DE LA LENGUA Y SENTIDO DEL GUSTO**

    La mucosa de la lengua contiene papilas gustativas para los sabores dulce, ácido, amargo, salado y umami. Sigue el modelo gaznate de corteza sensorial premotora y lateralidad derecha colateral e izquierda maternofilial.

    Conflicto:

    Separación de algo que se quiere tener en la boca o algo que se desea sacar, deshacerse y en las papilas poder o querer o no querer y no poder saborear algo.

Fases de la enfermedad:

FA: ulceración, hipersensibilidad y aumento del gusto en el caso de las papilas gustativas.

PCL-A: relleno o reposición celular, inflamación, sangrado.

PCL-B: hiposensibilidad gustativa.

Síntomas y patologías asociados:

Híper o hiposensibilidad gustativa

Aumento (FA) o disminución de la sensibilidad (PCL) en el sentido del gusto para todos los gustos o alguno de ellos.

Ejemplo de conflicto programante: en la infancia le engañan y le hacen comer un sapo diciéndole que es pollo. Luego, riéndose de ella, le dicen lo que le han dado. "No supe apreciar lo que comía."

Síndrome de boca ardiente o glosodinia

Conflicto:

Separado de lo deseado, obligado a tener lo indeseado en FA.

"No quiero esto en mi boca" (alimento, irritante, picante, demasiado caliente, bebida, aparatos del dentista, mano, pene/esperma, etc.).

Fases de la enfermedad:

FA: ulceración, hipersensibilidad (ardor en la lengua).

PCL-A: relleno, inflamación

Quiste tirogloso

Son quistes ubicados en la parte central de la lengua en su base y cercano a la laringe y glándula tiroides que pertenecen a un residuo embriológico del conducto tirogloso. El Foco de Hamer se encuentra en la zona anterior izquierda y es compartido por los ductos tiroideos. Suele producirse por conflictos recurrentes.

Conflicto de impotencia ante un profundo miedo o algo que se viene por delante. Desanimo de ver que no se puede hacer nada.

Carcinoma de lengua

Es un cáncer orofaríngeo poco frecuente que la mayor parte de las veces se reproduce en la parte móvil de la lengua. Uno de los primeros síntomas es a aparición de ulceras en cualquier zona de la lengua, que luego se recubren de una mancha roja o blanca y un mal aliento de olor intenso.

Ejemplo: Un hombre desarrolla un cáncer en la lengua después de un conflicto vivido de manera muy intensa en el que su sentir es "no importa lo que diga, no tiene ningún valor." En su infancia había escuchado muchas veces: "¡Calla y come!, ¡no digas tonterías!".

- **PALABRAS Y EXPRESIONES RELATIVAS A LA LENGUA**

  Lamer, pasar, chequear, hablar.

  Expresiones: en la punta de la lengua, mete la lengua en el bolsillo, tirar de la lengua, morderse la lengua, malas lenguas, lengua floja, lengua de víbora, me quema la lengua.

7.6 Glándulas salivales

- **ENDODERMO: GLÁNDULAS PARÓTIDAS, SUBLINGUALES Y SUBMAXILARES**

  Conflicto:

  Atrapar el bocado y poder degradarlo para que pase.

  No ser capaz de tragar (atrapar/agarrar/mantener) o rechazar.

  Escupir el bocado, limpiar, higienizar.

  Fases de la enfermedad:

  FA: Crecimiento celular, formación de tumor compacto (adenocarcinoma tipo secretor) con aumento de la secreción (hasta babeo) y se observa inflamación de la zona por compresión de los tejidos vecinos.

  PCL: Hay una caída drástica de la función y aparece descomposición maloliente con micobacterias u hongos (candidiasis, hongos, TBC), formación de pus (secreción amarilla verdosa con mal olor).

  CE: En caso de descomposición bacteriana, habrá eliminación de pus.

  En curación pendiente disminuye o deja de producirse la saliva por degradación de la glándula (mucoviscidosis).

  Síntomas o patologías asociados:

  Adenocarcinoma en las glándulas salivales

  Crecimiento, tumoración en la glándula en fase activa que puede manifestarse con un bulto en cuello o debajo de la oreja, drenado en la oreja de secreciones, molestias al tragar y dolor hasta los oídos.

  PCL-A: disminución de la función, descomposición por micobacterias u hongos.

  PCL-B: secreción de pus con olor caseoso, supuración hacia oído.

  Ejemplo: Hombre con tumor en glándula parótida después de haber recibido una bofetada en público y ser obligado a retractarse de lo que dijo sobre esa acción. "Me obligan a tragarme algo que me gustaría escupir."

  Ejemplo: Hombre joven diestro con cáncer de glándula parótida del lado derecho. Encuentra el conflicto desencadenante en una discusión que tiene hablando con su cuñada en la que se calla y no puede decir todo lo que le hubiera gustado decir. De pequeño le decían "los niños no opinan".

Boca seca

Disminución de la secreción de la saliva por conflicto recidivante. La repetición del mismo conflicto acaba dando como resultado la destrucción de una parte del tejido secretor. (Ver *Boca seca, ectodermo*.)

Síndrome de Sjögren

Enfermedad declarada, según la medicina alopática, autoinmune, que produce autoanticuerpos que lesionan diferentes glándulas, entre ellas las salivales y lagrimales, cursa con falta de producción de secreciones y provoca sequedad en la boca, ojos y otras mucosas. Se produce por un conflicto recidivante o recurrente que impide la recuperación y vuelta a la normotonía.

Ejemplo: Mujer joven diestra con síndrome de Sjögren, cuyo conflicto desencadenante se encuentra a partir de una situación de abuso donde fue obligada a realizar una felación. Su sentir fue: "tengo que tragar esto que no deseo". No produce saliva porque rechaza tener el medio para favorecer la deglución. El síndrome en ojos manifiesta "tengo que retener las lágrimas para no mostrar mis emociones".

▪ ECTODERMO: CONDUCTOS DE LAS GLÁNDULAS SALIVALES

Son los canales por donde se evacua la saliva de la glándula salival cuya pared es de epitelio plano estratificado con capacidad impermeabilizante. Sigue el patrón gaznate y lateralidad derecha colateral e izquierda maternofilial.

Conflicto:

Separado de soltar lo que se quiere y obligado a tener algo que no se quiere, debe o puede pasar o no. No comer, escupir o sacar. Verse impedido de comer algo, más precisamente no poder salivar.

Fases de la enfermedad:

FA: Ulceración y dolor de tirantez interna.

PCL: reparación celular con crecimiento e inflamación que reduce el paso del contenido de la glándula. Si hay Síndrome de TCR disminuye la luz del ducto, algo que se conoce como paperas. Como tratamiento, hielo en la zona inflamada.

Síntomas y patologías asociados:

Boca seca

Se produce la disminución de la secreción, bien por bloqueo del canal durante la cristalización de los conductos o por conflictos recidivantes que impiden que la glándula siga secretando. (Ver *Boca seca, endodermo*.)

Cólico ductal

Cristalización de la saliva debido al aumento de la concentración de esta que lleva al taponamiento del canal.

Paperas o parotiditis

Inflamación de las glándulas parótidas, que causa un agrandamiento doloroso de las glándulas salivales debido a la oclusión del ducto.

Conflicto: "Tengo miedo de no poder pasar este bocado", "me comí el chocolate que mamá no me dejaba".

- **PALABRAS Y EXPRESIONES RELATIVAS A LAS GLÁNDULAS SALIVALES**

  Escupir, sacar, pasar el bocado.

7.7   Úvula

- **MESODERMO NUEVO: MUSCULATURA DE LA ÚVULA**

  La musculatura corresponde al mesodermo nuevo, pero para funcionar requiere de inervación ectodérmica.

  Conflicto:

  Impotencia ante algo que tiene que pasar o que no debería pasar.

  Fases de la enfermedad:

  FA: atrofia y reducción de la actividad que puede llegar a la parálisis parcial.

  PCL-A: Inicio de actividad muy poco a poco, siendo imperceptible con recuperación lenta.

  CE: Disminución de la actividad.

  Síntomas o patologías asociados:

  Parálisis de úvula

  Conflicto: Impotencia para atrapar o tragar. Contrariado por no querer tragarse algo.

7.8   Faringe

- **ENDODERMO: SUBMUCOSA DE LA FARINGE**

  Conflicto:

  Atrapar el bocado o deshacerse de él.

  Fases de le enfermedad:

  FA: Hiperplasia o neoplasia, crecimiento celular.

  PCL-A: degradación, caseificación micobacteriana, faringitis.

  Síntomas o patologías asociados:

  Faringitis

  Inflamación de la faringe que se presenta en fase de PCL-A. La medicina alopática la describe con origen mecánico o causa infecciosa, por agentes irritantes, alteraciones endocrinas u otras enfermedades.

  Conflicto: Atrapar o eliminar el bocado real o simbólico (como podría ser una promesa incumplida, o querer obtener algo).

Ejemplo: Un niño quiere que le compren chuches en el supermercado y llora inconsolablemente, mientras su madre le dice que no rotundamente. Cuando llega a su casa, ve que finalmente su madre se lo ha comprado y después de explicarle con lujo de detalles cómo se tiene que comportar fuera de casa, le da el objeto tan preciado. Al cabo de un rato comienza con molestias irritativas en la garganta hasta hacer un cuadro inflamatorio agudo. El sentir es "deseo el bocado y al final lo he conseguido".

Divertículo de Zenker

Realmente es un falso divertículo faringoesofágico formado por mucosa y submucosa que emerge de la porción posterior del músculo constrictor faríngeo. Se produce en un área de debilidad del músculo constrictor faríngeo inferior y por encima del esfínter esofágico superior. Se desarrolla ante un conflicto en curación pendiente. Puede dar dolor de garganta, dificultad para tragar, halitosis, ronquera, regurgitaciones.

Conflicto: Incapacidad o impotencia de atrapar, o eliminar, el bocado real o simbólico (conseguir, evitar que salga, obtener algo), sintiéndose separado de poder hacerlo y en un ambiente de contrariedad indigesta. La mucosa esofágica en la zona superior es de origen ectodérmico y la faringe endodérmica.

- **PALABRAS Y EXPRESIONES RELATIVAS A LA FARINGE**

    Atrapar o eliminar el bocado.

7.9 Esófago

- **ENDODERMO: 1/3 INFERIOR DEL ESÓFAGO**

    Conflicto:

    El tercio inferior corresponde a un conflicto de endodermo: arcaico o vital. Necesidad vital de atrapar el bocado para sobrevivir e imposibilidad de concretarlo. El bocado (plan, proyecto, trabajo, ascenso, compra, herencia, regalo, disculpa, amigo) se da por seguro y se tiene que renunciar al mismo.

    Frases: "Me sacaron el bocado", "quiero atrapar el bocado, pero no lo tengo", "tengo miedo de perder el bocado atrapado", "no puedo tragarlo y se me queda atragantado".

    Conflicto del pelícano: He atrapado el bocado, pero aún se puede escapar. No se ha tragado definitivamente y se puede escapar o me lo arrebatan. Es una problemática común desde la boca hasta el esófago.

    Fases de la enfermedad:

    FA: Crecimiento celular, formación de tumor (adenocarcinoma compacto tipo secretor en coliflor) para absorber y digerir mejor el bocado. Hay un engrosamiento de la submucosa del esófago que puede dar lugar a vómitos.

    PCL: Aparece descomposición caseosa maloliente (olor a queso rancio) por micobacterias u hongos (candidiasis), sudor nocturno, cansancio extremo, dolor detrás del esternón, dificultad para tragar.

    CE: espasmos esofágicos. En algún caso vómito fuerte.

    Si hay Síndrome de TCR, puede aparecer sangrado, que la medicina alopática confunde con várices esofágicas o hemorragias graves, que no son cirrosis ni obstrucción del sistema portal en hígado, sino la dilatación de los vasos agravada por el STCR.

Síntomas o patologías asociados:

Adenocarcinoma de esófago

Crecimiento celular, formación de tumor (adenocarcinoma compacto tipo secretor en coliflor) en fase activa y destrucción celular en PCL-A.

Ejemplo: Mujer de 43 años que presenta cáncer de esófago tras un divorcio muy duro para ella en el que pierde la custodia de los hijos. "He tenido que tragar todo para poder verlos."

Pólipo esofágico

Ante la ausencia de microbios el crecimiento en FA se encapsula con tejido conectivo y se denomina pólipo esofágico de carácter benigno.

Achalasia

Problema de motilidad de la musculatura esofágica que provoca una dilatación en la parte inferior del esófago y el cierre del cardias, lo que impide el paso de la comida. El origen se encuentra en la inervación de la musculatura lisa y del esfínter del estómago o cardias, y suele estar acompañado de otras patologías en la misma zona. Se produce por reactivación ante raíles o conflictos que mantienen el proceso en PCL-A. Endodermo, FH mesencéfalo, musculatura lisa.

Conflicto: contrariedad entre tragar y no tragar vivida con impotencia. "Me siento incapaz, impotente de no tragar o tragar el bocado."

- **ECTODERMO: 2/3 SUPERIORES DEL ESÓFAGO**

    Conflicto:

    Conflicto con una tonalidad social de contrariedad por no querer algo y deber hacerlo o sentirse separado de lo que se quiere (como tener que tragarse incidentes, situaciones, críticas, acusaciones, insultos difíciles de aceptar). "No quiero tragar, pero me obligan"; "No quiero tragar, pero debo hacerlo". Sigue el modelo gaznate de corteza sensorial premotora y lateralidad derecha colateral e izquierda maternofilial. Existe correlación cruzada cerebro órgano.

    Fases de la enfermedad:

    FA: Ulceración, hiperestesia (más sensibilidad), dolor.

    PCL-A: Relleno en fase de reparación con disfagia, sangrado que puede diagnosticarse como cáncer de esófago.

    CE: Dolor ardiente y espasmos fuertes. Mareo, alteración e la conciencia, desmayo.

    PCL-B: puede continuar la dificultad para tragar, dolor por la presión sobre otros tejidos.

    Síntomas y patologías asociados:

    Esofagitis

    Es la inflamación, irritación o hinchazón del esófago que puede deberse a erosión mecánica o PCL, por virus o bacterias, por lo que habrá dificultad para deglutir o será doloroso; fiebre, escalofríos, ulceración en la boca o parte posterior de la garganta.

    Esófago de Barret

    Es la modificación del tejido de revestimiento del esófago reactivo al ácido gástrico.

Se presentan varios conflictos en distintas fases. Ira o rencor territorial (ectodermo curvatura menor del estómago) en fase activa y conflicto de bocado intragable ("no puedo tragar esta situación") a nivel de la parte endodérmica del esófago en fase de curación (PCL pendiente), junto con una PCL-A de cardias. (Ver *Estómago: curvatura menor, ectodermo*.)

Hipo

Movimiento involuntario del diafragma que se contrae de forma súbita en medio de una respiración normal.

Conflicto de sensación de no hacer avanzar el bocado tragado vivido con contrariedad de movimiento.

Acidez

Sensación de ardor y dolor en abdomen, pecho o garganta que ocurre cuando el ácido estomacal hace reflujo hacia el esófago. Se origina en curvatura menor del estómago que puede ascender a cardias cuando se nota en la parte alta de esófago. (Ver *Estómago: curvatura menor, ectodermo*.)

Hernia de hiato

Se produce cuando la parte superior del estómago se introduce en la abertura diafragmática y el ácido estomacal puede ascender con mayor facilidad.

Ejemplo: Mujer de 75 años que presenta hernia de hiato. Vive sola y las relaciones con los hijos no le son fáciles. Hay discusiones, sobre todo en las reuniones familiares durante las comidas, que le provocan rencor. "Se me hace intragable, pero, al mismo tiempo, son mis hijos."

7.10 Musculatura esofágica

▪ MESODERMO NUEVO: MUSCULATURA ESTRIADA PARTE SUPERIOR 2/3

Tiene dos centros de control, uno en MN para el trofismo y otra en la corteza motora de Ectodermo para la contracción muscular. Existe correlación cruzada cerebro órgano.

Conflicto:

No poder regurgitar algo feo (insulto, crítica, acusación, diagnóstico). No conseguir sacar un bocado indigesto.

Fases de la enfermedad:

FA: menor función, perdida de células o muerte celular con atrofia lo que produce dificultad para tragar sólidos y líquidos.

PCL: hinchazón, edema y flacidez.

CE: espasmo y dolor.

Síntomas o patologías asociados:

Dificultad para tragar

Se da desde la FA y sigue en la fase de reparación de la musculatura.

- **MESENCEFALO: MUSCULATURA LISA PARTE INFERIOR 1/3**

  Conflicto:

  Impotencia por no poder lograr el avance.

  Fases de la enfermedad:

  FA: mayor función.

  PCL: menor función.

  CE: espasmo tipo calambre.

- **PALABRAS Y EXPRESIONES RELATIVAS AL ESÓFAGO**

  Buche, tragadero, tragar, pasar, atascado, tolerar, engullir, embuchar, cebar, fumarse.

7.11 Cardias-píloro

- **MESODERMO NUEVO: MUSCULATURA DE CARDIAS (ESFINTER ESOFÁGICO INFERIOR)- PÍLORO**

  Conflicto:

  No poder lograr el avance. No conseguir tragar un bocado indigesto.

  Fases de la enfermedad:

  FA: menor función, perdida de células o muerte celular con atrofia.

  PCL: hinchazón, edema y flacidez.

  CE: espasmo y dolor.

  Síntomas o patologías asociados:

  Bacteria *Helicobacter pylori*

  Suele presentarse con mayor frecuente en la zona del orificio llamado cardias y aparece en la fase de reparación de la musculatura, cursando con dolor y ardor.

  Conflicto de impotencia y desvalorización de no poder digerir un bocado.

7.12 Estómago

En general a nivel digestivo, el tono conflictual se encuentra alrededor de tener la necesidad de aceptar el bocado, pero no poder digerirlo. Se pueden apreciar las tonalidades de resentimiento, injusticia, inconformidad, acritud, animosidad, antipatía, aversión. Ante un problema en el estómago, preguntarse: "¿se debe a qué?; ¿Qué es lo que no llego a digerir?; ¿Qué no se puede desmenuzar?; ¿Qué no me permito que pase?; ¿Con qué estoy resentido?".

A nivel conflictual específico se distinguen dos partes: la curvatura mayor corresponde a la parte arcaica y vital de la alimentación y nutrición (Endodermo), y la curvatura menor tiene un carácter social, relacional (Ectodermo).

▪ ENDODERMO: CURVATURA MAYOR DEL ESTÓMAGO

Conflicto:

Situación inaceptable ante un bocado indigerible que no puede pasarse ni absorber. "Tengo lo que no quiero y no tengo lo que quiero".

Fases de la enfermedad:

FA: crecimiento celular y formación de tumor compacto (adenocarcinoma tipo secretor en coliflor, que puede alcanzar un gran volumen o compacto plano absorbente) o pólipos si el crecimiento es menor. Otra reacción puede ser un aumento de la peristalsis que secundariamente daría lugar a un espesamiento de la capa de musculatura lisa de la pared de la curvatura mayor.

Cuando hay aumento de ácidos en estómago e imposibilidad de neutralizar en páncreas, las heces se presentarán más desechas y acidas. Si por el crecimiento hay rotura de vasos sanguíneos, se presentará sangre oscura en heces.

PCL-A: Aparece descomposición caseosa necrotizante maloliente con micobacterias u hongos que son microorganismos acidorresistentes. Pueden aparecer sudores nocturnos, náuseas, indigestión, dolor abdominal, fetidez, mal aliento. Si no hay microbios es posible el encapsulamiento.

CE: Vómitos alcalinos (sin acidez) debido a la caída de la producción de ácido clorhídrico. En casos agudos sangrado rosado, hemorragias.

Síntomas o patologías asociados:

Vómitos

Contracción espasmódica de la musculatura del estómago con el objetivo de evacuar algo que el órgano no tolera y que suele ocurrir en la crisis épica. En este caso hay más actividad a nivel muscular para ayudar a eliminar algo indigesto.

Cáncer de estómago/adenocarcinoma

Es el crecimiento de células cancerosas en el recubrimiento y en la pared del estómago en FA.

Conflicto: En el adenoma tipo secretor he conseguido aceptar el bocado, pero no puedo disfrutarlo porque no he conseguido dividirlo o fragmentarlo como es necesario.

En el adenoma tipo plano absorbente, conflicto de bocado aceptado que no se puede disfrutar.

La función biológica del síntoma es que hay algo para digerir y no se consigue, por lo tanto, hace más células o más función.

Ejemplo: Mujer 35 años que presenta cáncer de estómago. El conflicto desencadenante es una situación en la que los primos van a vivir a la casa de los abuelos comunes, luego los llevan a un geriátrico y se quedan con la casa familiar. "Indigerible para todos"; "no digiero lo que los otros han hecho".

Ejemplo: Hombre de 60 que se compra un barco con un avance de su prejubilación. Al poco tiempo, se da cuenta de que no puede salir a navegar porque necesita muchas reparaciones. Le diagnostican un adenoma tipo secretor.

Ejemplo: Hombre de 65 años jubilado que compra una casa con un terreno para hacer jardinería. El terreno había sido mal medido y debe devolver a su vecino 70 cm que le obligan a tirar una zona de la casa. No puede disfrutar de su sueño. Desarrolla un adenoma estomacal plano absorbente.

▪ ECTODERMO: CURVATURA MENOR DEL ESTÓMAGO Y PÍLORO

Conflicto:

En general, la curvatura menor tiene un carácter social, relacional, contrariedad territorial en las relaciones, someterse a una injusticia, obligados a ver o afrontar algo que enoja, por ejemplo, sin poder enfrentarse a una autoridad.

Corteza territorial derecha con sentir masculino que afecta a un hombre diestro normohormonado y a una mujer diestra con cambios hormonales (hormonas sexuales). Un hombre zurdo con cambios hormonales y una mujer zurda normohormonada pueden hacer síntomas en esta zona ante un conflicto de identidad o no saber qué lugar ocupar en un grupo ante algo que enfada. Lo mismo ocurre con todas las pequeñas partes que siguen el modelo gaznate.

Fases de la enfermedad:

FA: Ulceración, hiperestesia (más sensibilidad), acidez, indigestión, dolor, parálisis (musculatura estriada), menor función e inapetencia o se prefiere no comer (por ulceración de la curvatura menor que se ve afectada por el ácido estomacal), hiporexia o anorexia.

PCL-A: Relleno de la zona ulcerada, puede presentarse sangrado de la úlcera que colorea las heces de rojo oscuro, gastritis o carcinoma. Se siente hambre, pero con poco que se coma ya se encuentra pleno el estómago (saciedad rápida).

CE: vómitos ocasionales, sangrado (hematemesis y melenas), dolor y espasmos fuertes. Puede presentarse crisis de ausencias.

Síntomas y patologías asociados:

Úlcera péptica

Es una llaga de la mucosa que recubre estómago o duodeno ante conflictos recidivantes o en curación pendiente. Según la medicina alopática, es producida por exceso de ácidos, por infección bacteriana (*Helicobacter pylori*) o por uso de medicamentos que provocan ardor o dolor de estómago entre comidas o a la noche.

Ejemplo: Acidez diaria en un hombre de 64 años que convive con su mujer y su cuñada con la que cada día tiene una discusión. "No puedo evitar verle en mi casa y no la soporto."

Conflicto: Contrariedad indigesta y esperar algo que no llega.

Ejemplo: Úlcera estomacal en hombre joven considerado como un ejecutivo agresivo. "Todo el día lucho con los otros que quieren apropiarse de mi segmento de mercado."

Reflujo gastroesofágico

Debilidad de la musculatura del orificio inferior del esófago que permite que el contenido del estómago regrese o haga reflujo, e irrite las paredes mucosas del esófago. Puede haber sensación de molestias o dolor en el pecho, en la garganta, irritación de garganta, tos y acidez. Se origina en curvatura menor del estómago en FA y PCL-A del orificio cardias. Es un conflicto en curación pendiente de ira territorial e identidad cuando aplica.

Gripe estomacal

Inflamación gastrointestinal que cursa con vómitos y diarrea ante conflictos digestivos de bocado o ira e injusticia. En CE dolor agudo, calambre, espasmos y vómitos.

- **PALABRAS Y EXPRESIONES RELATIVAS AL ESTÓMAGO**

Admitir, digerir, mezclar, combinar, mezclado, procesar, revuelto, tolerar, disentir, consentir, llenar, vaciar, vacío, desmenuzar.

Expresiones: engañar al estómago, se me revuelven las tripas, tengo el estómago dado vuelta, me asquea, hace falta estómago para tolerar las injusticias, estómago resfriado (no guarda un secreto).

7.13 Intestino Delgado

- **CONFLICTOS GENERALES**

Injusticia. Conflicto de Calimero (decía: ¡Esto no es justo!).

Resentimiento. A menudo se desconoce el origen del resentimiento porque moralmente no está permitido sentirlo como hacia un padre o una madre.

"No digiero lo que el otro me ha hecho o me ha dicho."

Conflicto de no poder asimilar la experiencia. No poder apropiarse con sabiduría. Asimilación e intolerancia.

- **ENDODERMO: DUODENO**

Conflictos:

Necesidad de nutrirse aceptando lo que ha llegado del exterior junto a la imposibilidad de hacerlo adecuadamente. Un conflicto real puede ser de sentir angustia ante los alimentos que por sí son tóxicos, están en mal estado o caen indigestos.

No lo acepto, pero me cuesta decirlo. "He tardado mucho en decirlo y luego ya había pasado el momento."

En la medida en que los alimentos pasan del píloro hacia el intestino grueso, cada vez son más difíciles de rechazar o eliminar del cuerpo. Esto ocurre cuando la persona ha tardado mucho en manifestar un desacuerdo y ha estado soportando muchos años situaciones que no le eran agradables y no ha podido tomar otra vía. Espero algo que no llega. "Esperaba la pintura de la abuela que me había prometido, pero se la dieron a otro primo." "Compré un coche y me estafaron."

Fases de la enfermedad:

FA: Crecimiento celular, formación de tumor (adenocarcinoma/adenoma tipo absorbente). Tumor no secretor. No da obstrucción ni sangrado.

PCL: Descomposición caseosa necrotizante con sangrado mediante micobacterias TBC, hongos o encapsulamiento. Aliento Fétido, halitosis.

CE: Diarrea.

Cuando hay simultáneamente un conflicto activo del TCR junto a una fase de PCL-A de intestino delgado estamos ante el **síndrome de TCR**, que puede dar lugar a una obstrucción intestinal con sudor nocturno alrededor de las 3-4 de la madrugada.

Síntomas o patologías asociados:

Adenocarcinoma plano tipo absorvente

Tumor no secretor. No da obstrucción ni sangrado.

▪ ENDODERMO: YEYUNO E ÍLEON

Conflicto:

No poder absorber o digerir un bocado inadmisible e intolerable. Se puede experimentar ira.

Fases de la enfermedad:

FA: Crecimiento celular, formación de tumor (adenocarcinoma tipo absorbente), aumento de peristalsis con resultado de mayor tránsito intestinal.

PCL: Aparece descomposición caseosa necrotizante con sangrado mediante micobacterias, hongos o encapsulamiento. Mala digestión, hinchazón abdominal, flatulencia (si se agrega impotencia por no hacer avanzar el bocado indigesto) por disminución de la peristalsis y caída de la función absorbente. También diarrea o vómitos (solo yeyuno), sudor nocturno.

CE: cólicos, calambre (parte muscular), diarreas fuertes, dolor, sangrado.

Síntomas o patologías asociados:

Oclusión u obstrucción intestinal

Ocurre cuando la luz del intestino se empequeñece por la inflamación y no permite el pasaje de alimentos.

Cuando hay simultáneamente un conflicto activo del TCR junto a una fase de PCL-A de intestino delgado estamos ante el síndrome de TCR, que puede dar lugar a una obstrucción intestinal. La combinación de conflictos de "no soy capaz de hacer avanzar las cosas y me siento solo/a" puede dar este resultado.

Enfermedad de Crohn

Es una enfermedad inflamatoria cuyos síntomas más comunes son diarrea, expulsión de mucosa y sangrado rectal, fiebre, dolor, pérdida de peso. La ileocolitis es la forma más común de inflamación tipo Crohn.

Es un conflicto en curación pendiente en fase de reparación de un adenocarcinoma intestinal, PCLA con inflamación que puede causar la destrucción de partes del órgano, en PCLA de íleon por un lado (derecho) y usualmente de colon ascendente y ciego lado izquierdo. Existe sangrado y eliminación de detritus de mucosa, excremento.

Conflicto de suciedad o porquería en la familia que es muy indigesto, bocado indigerible en un contexto de falta, escasez o carencia, con frecuencia vivido en familia, ser ofendido, con falta de respeto, o desconsideración.

Tonalidad de roña, basura, inmundicia, guarradas coyunturales o vividas hace algún tiempo. De suciedad o porquería que es muy indigesto.

Problemas en el clan o en la familia.

Ejemplo: Mujer joven con diagnóstico de enfermedad de Crohn que aparece durante el tercer embarazo cuando su suegra la insulta y le retira el saludo. De pequeña era insultada frecuentemente por sus padres.

Síndrome del intestino irritable

Llamado también colitis nerviosa o síndrome del colon irritable, afecta el peristaltismo intestinal o motilidad del intestino delgado o grueso que hace avanzar el bocado. Se define como afectación crónica de dolor o molestia abdominal asociado a alteraciones en el hábito intestinal, durante al menos 3 días por mes en los últimos 3 meses. No hay afectación orgánica, por lo que una colonoscopia no aporta información.

Es un disturbio del peristaltismo (musculatura lisa) del intestino delgado o grueso. La musculatura es de origen endodérmico con FH en el mesencéfalo. Puede ser la causa de cólicos abdominales, distensión, estreñimiento o diarrea. A mayor masa conflictual, mayor estreñimiento con producción de gases. El gas residual tiene como objetivo permitir un empuje mayor hacia la salida (para que el bocado avance mejor).

Conflicto de impotencia por no poder eliminar este trozo de bocado indigerible. Provoca ira, enfado, es algo asqueroso. "No puedo digerirlo."

Conflicto ante la necesidad de perdón: "No puedo perdonar y no puedo eliminar la guarrada que me han hecho". La persona podría sentirse obligada a perdonar, aunque inconscientemente está en el resentimiento y no quiere hacerlo.

Conflicto de bocado que no avanza como queremos o que no podemos retener. Puede ser un proyecto (que sería el bocado) que no está terminado y lo debemos enviar. También puede ser una relación que no avanza, que se estanca o que no se consigue. La solución es la concretización del proyecto o de la relación deseada o, al contrario, la eliminación, pasar a otra cosa.

Se trata de una acumulación de pequeños conflictos simultáneos en los que hay cosas que avanzan y otras que no, o no se tiene la paciencia de que avancen a su ritmo. Es un conflicto en reparación pendiente que se ve constantemente reactivado.

FA: Aumento de peristalsis con mayor tránsito intestinal

PCL-A: caída de función, digestión lenta, aumento de gases, hinchazón, inflamación

CE: cólicos, espasmos, calambres. Tras la CE los síntomas cesan.

Ejemplo: Paciente de 62 años. Sus palabras son: "Es muy indigesto, eso no hay quien lo digiera, es muy gordo, me obligan a tragar lo que no quiero, no asimilo mi situación actual, estoy insatisfecha".

Enfermedad celíaca

Es una patología que en medicina alopática se describe como del sistema inmune en la que el gluten o las prolaminas relacionadas dañan las paredes del intestino, dando síntomas como trastorno de absorción de nutrientes, diarrea, inflamación, cólicos, carencias vitamínicas y puede resultar en fallos de crecimiento. Se produce por un conflicto en curación pendiente que se reactiva ante el gluten que hace de raíl. Puede llegar a producirse destrucción de vellosidades intestinales por reiterados procesos curativos inflamatorios.

Conflicto: Disgusto indigesto feo, no poder digerir algún evento, por ejemplo, en el que se quedó sin nada o con las manos vacías. Pelea indigesta en la familia: "No quiero estar pegado a mi familia"; "mi familia no me deja salir del núcleo".

<u>Intolerancia a la lactosa</u>

Es un tipo de alergia alimentaria en que está presente el enojo indigerible en relación al alimento raíl. Se produce por un conflicto en curación pendiente que se reactiva al comer el alimento considerado alérgeno, pero que inconscientemente es anhelado. No se pueden digerir los alimentos que contienen lactosa, lo que está asociado a la madre nutricia. Provoca malestar estomacal, dolores, inflamación e hinchazón, gases y diarrea. No hay reacción inmunitaria.

Conflicto: No poder asimilar el bocado indigesto por inaceptable. Querer comer algo que no se puede y tener que comer algo que no se quiere.

▪ ECTODERMO: BULBO DUODENAL

Conflicto:

Relacional de ira, rabia, sensación de injusticia.

Relacional. Conflicto territorial indigesto vivido con ira, rabia, rencor.

Hasta el estómago, lo que ha entrado aún puede salir. Desde que ha pasado al duodeno ya no puede salir, sino que para ser expulsado necesita llegar al intestino grueso. Igual que en el estómago, en intestino, además de la no aceptación, se pueden observar las tonalidades de *resentimiento, injusticia, inconformidad, acritud, animosidad, antipatía, aversión.*

Fases de la enfermedad:

FA: Ulceración, con dolor, diagnosticada como gastritis, hiporexia o anorexia, náusea.

PCL: Relleno, cede el dolor, saciedad rápida, puede existir hemorragia, que puede ser grave.

CE: intenso dolor, crisis de ausencia, hematemesis (vómito de sangre).

Síntomas y patologías asociados:

<u>Duodenitis</u>

Inflamación del bulbo duodenal que puede acompañar a otros procesos como hepatitis, gastritis o dispepsia.

<u>Úlcera duodenal</u>

Ulceración de las paredes del bulbo duodenal que ocurre en fase activa.

La función biológica del síntoma es abrir el conducto para digerir mejor y degradar la situación indigerible.

7.14 Apéndice

▪ ENDODERMO: APÉNDICE

Conflicto:

No digerir un asunto sucio o bocado indigesto que se acumula. Enfado indigesto asqueroso y horrible. Suele asociarse a acumulación de algo o al robo de algo propio.

En niños pequeños al quitarles algo que es suyo se puede inflamar este órgano o ante peleas de los padres.

Fases de la enfermedad:

FA: crecimiento adenocarcinoma, hinchazón del abdomen, perdida del apetito.

PCL: Inflamación de la mucosa y degradación por caseificación de un tumor de apéndice, fiebre baja. Apendicitis.

Nota: El Dr Hamer escribió que la apendicitis es justamente la degradación por caseificación de un tumor de apéndice.

Síntomas o patologías asociados:

Apendicitis

Inflamación de la mucosa.

Ejemplo: Joven estudiante que pasa los exámenes de preparatoria universitaria (acumulación de información que no desea, pero se ve obligada) y tiene una discusión con sus padres por los estudios. Cuando finaliza las pruebas (ha sacado toda la información) resuelve el conflicto y tiene apendicitis.

Ejemplo: Una niña de 12 años, con signos y síntomas de apendicitis, el día anterior su madre donó a institución benéfica un mueble de su habitación, aunque de acuerdo racionalmente, su sentir era diferente. El resultado fue satisfactorio sin intervención quirúrgica, pero debemos tener presente que lo más frecuente es que sí se requiera, so riesgo de perforación y diseminación de material purulento a cavidad abdominal.

7.15 Intestino grueso

- **ENDODERMO: COLON**

  Conflicto:

  Disgusto indigesto feo, asqueroso, a traición, imposible de absorber. Peleas desagradables, insultos, divorcios con grandes disgustos, causas judiciales.

  Fases de la enfermedad:

  FA: Crecimiento celular, formación de tumor (adenocarcinoma tipo plano o en coliflor secretor). La activación de músculo liso produce movimientos rápidos y espasmódicos. Si es tipo plano, al aumentar la función absorbente, las heces serán duras (caprinas).

  PCL: Aparece descomposición caseosa necrotizante con sangrado mediante micobacterias u hongos, heces líquidas, diarrea, flatulencias, y puede haber sangrado en heces. En ausencia de microbios hay encapsulamiento. La colitis ulcerosa para la medicina alopática es la degradación de partes del tumor para la NMG.

  Cuando hay simultáneamente un conflicto activo del TCR junto a una fase de PCL-A de intestino grueso, estamos ante el **síndrome de TCR**, que puede dar lugar a una obstrucción intestinal con sudor nocturno alrededor de las 3-4 de la madrugada.

  PCL-B: Normalización.

Síntomas o patologías asociados:

Diverticulosis y diverticulitis

La mayoría de los procesos se producen en el intestino grueso, más en colon sigmoideo o hasta el colon transverso, pero se pueden encontrar procesos aislados en otras porciones. Un divertículo es una bolsa pequeña abultada en la pared del intestino grueso que se produce por reiteración de conflictos de impotencia de no poder eliminar el bocado indigesto, produciéndose debilidad de la pared muscular lisa, lo que arrastra al resto de capas. Este proceso se produce ante sucesivas situaciones de PCL-A inacabadas. Cuando se junta una porción con varias bolsas o divertículos se diagnóstica como diverticulosis, que es un cuadro que da escasos síntomas, incluyendo cólicos leves, hinchazón abdominal o estreñimiento. La inflamación o infección de los divertículos se denomina diverticulitis y los síntomas, aparte de dolor más cercano a la zona del divertículo (por lo general la izquierda), pueden ser fiebre, náuseas, dolores agudos o cólicos, estreñimiento y fiebre.

Diverticulosis: Saco vacío de la propia pared intestinal que sobresale y por lo general no da síntomas.

Diverticulitis: Es la fase de reparación mediante inflamación que implica a la musculatura lisa.

Conflicto de bocado feo, asqueroso, vil, que no avanza, porque hay siempre impedimentos, dificultades, distracciones, etc., vivido con impotencia de no poder moverlas.

Concierne al movimiento, esencialmente a los temas de la vida que no avanzan y a la impotencia que provoca que todo siga igual. "Impotencia por no poder salir de los problemas."

Pólipo en el colon

Es un crecimiento celular de carácter benigno que se asemeja a una verruga, ya que es compacto y su interior está relleno. Al ubicarse en un órgano endodérmico como es el colon, este crecimiento se produce en fase activa y al llegar a PCL-A no consigue desaparecer totalmente.

Colitis ulcerativa o colitis ulcerosa

Ulceración de la membrana mucosa y submucosa de colon o recto debido a una inflamación que cursa con dolor, flatulencia, sangrado y mucosa en heces, diarrea, anemia, cansancio, pérdida de peso, sudor nocturno.

Conflicto en reparación pendiente de un conflicto de un tema desagradable, de "guarrada", algo feo, repugnante, sucio, vil, que no puede ser absorbido o asimilado.

Es la fase de curación de un carcinoma intestinal de tipo plano absorbente que tuvo un gran crecimiento. Por tanto, el término "colitis ulcerosa" es incorrecto, ya que se trata de un síntoma de destrucción tuberculosa del tumor que creció en fase activa. Como se producen conflictos recurrentes de manera frecuente, se suceden los periodos de curación que, al llegar a la crisis épica, dan como síntomas calambres abdominales y diarrea acuosa; en algunos casos hay presencia de grasa con moco.

Médicamente, cuando la persona está en recaída de conflicto no tiene síntomas y se cree que hay una remisión, y cuando está en vagotonía aparece la inflamación.

Colon irritable (SCI) o espástico

(Ver intestino delgado)

- **ENDODERMO: COLON SIGMOIDEO - RECTO SUPERIOR**

Se extiende desde el colon descendente, donde la primera porción es el colon sigmoideo, hasta la ampolla anal y mide unos 16 cm. Su función es acumular las heces hasta que vayan a ser eliminadas y evocar la sensación de ganas de evacuar.

La parte superior del recto pertenece al endodermo, con un conflicto arcaico de no poder eliminar, y la parte inferior cercana a la ampolla anal corresponde al ectodermo, de biología con un conflicto territorial (conflicto de identidad). Tiene músculos lisos mesencefálicos.

Conflicto:

No poder eliminar algo feo, sucio, asqueroso, vil, guarro. Imposibilidad de soltar la suciedad, porquería, cochinada, marranada como negocios sucios, calumnias, acusaciones maliciosas. "Fue una jugada fea."

Fases de la enfermedad:

FA: Aumenta la función mediante un adenocarcinoma tipo coliflor secretor o plano absorbente, o con la formación de pólipos o crecimientos menores. Aumento de la tensión muscular (hipertonía).

PCL: Reducción del tumor mediante caseificación, dando como resultado abscesos mucopurulentos en recto. Sangrado, heces alquitranadas, sudores nocturnos, febrícula. Hipotonía.

CE: calambre o espasmos rectales.

Nota: Los pólipos rectales (endodérmicos) pueden existir junto a úlceras de la mucosa ectodérmica.

Síntomas o patologías asociados:

Adenoma rectal

Crecimiento celular en fase de estrés o activa.

▪ ECTODERMO: RECTO INFERIOR Y ANO

Conducto anal y ano: Es la porción terminal del tubo digestivo que se encuentra fuera de la cavidad abdominal en la cavidad pelviana y mide unos 4 cm. En la zona de unión recto-ano hay un cambio de epitelio de la mucosa intestinal, que pasa a ser plano estratificado no queratinizado, ya que es una zona más expuesta a las abrasiones. Deriva del ectodermo y sigue el modelo epidérmico. La pared interna del recto inferior cuenta con músculos lisos en el esfínter rectal interno y externo.

Conflicto:

En mucosa conflicto territorial de carácter relacional que afecta a la identidad. Es un conflicto de ira territorial desde la experiencia femenina de identidad con incapacidad de establecer la propia posición o lugar como cambio de puesto sin querer, mudanza no deseada, cambio de escuela. "Me dejan de lado, no tengo mi lugar. No me respetan. No les importo. No soy reconocido por mi familia."

Conflicto territorial de la corteza territorial izquierda con sentir femenino que afecta a una mujer diestra normohormonada (hormonas sexuales) y a un hombre diestro con cambios hormonales o a un hombre diestro normohormonado que presenta dos conflictos de contrariedad territorial con tono masculino y femenino (el primero a la derecha y el segundo a la izquierda). Tendría que resolver el primer conflicto para que se desarrollen las hemorroides una vez que salga de la constelación agresiva. Para que un hombre diestro o mujer zurda con nivel hormonal normal tengan hemorroides, deben estar en constelación y haber resuelto el primer conflicto (en el hemisferio derecho). Lo mismo aplica para el hombre zurdo y la mujer diestra con empate hormonal. Un hombre zurdo con nivel hormonal normal puede presentar hemorroides tras un primer conflicto de rencor/controversia en territorio.

Un hombre zurdo normohormonado y una mujer zurda con cambios hormonales pueden hacer síntomas en esta zona ante un conflicto de rumiar, sentir rencor y enfadarse por no saber qué lugar ocupar en un grupo o no encontrar una posición en el entorno. El FH activo se ubica en hemisferio izquierdo.

Fases de la enfermedad mucosa:

FA: Ulceración.

PCL-A: Relleno celular (carcinoma rectal), inflamación. Tenesmo (sensación de vaciado incompleto).

CE: calambres (cuando está implicada la musculatura)

Síntomas y patologías asociados:

Carcinoma rectal

Aparece un crecimiento tumoral en fase de reparación.

Ejemplo: Mujer diestra ingeniera que trabaja con hombres haciendo obra pública. No sabe encontrar un lugar entre los hombres. Carcinoma rectal inferior.

Hemorroides

Inflamación en fase de reparación. Hemorroides internas en parte inferior del recto y externa alrededor del ano. En CE pueden sangrar. La Medicina oficial ubica las hemorroides en los vasos sanguíneos mientras que la NMG lo hace en la mucosa rectal o anal.

Prolapso rectal

Es la protrusión de los tejidos rectales en la zona anal, por lo general aparece después de una deposición o deposiciones muy duras. Es más frecuente en personas con estreñimiento.

Ejemplo: mujer diestra menopáusica, con conflicto previo de enojo territorial, después de vivir 30 años con una hermana y sentir que era su casa, es desplazada a vivir 3 meses con cada uno de sus 4 hermanos y desarrolla prolapso rectal.

Fisura anal

Es una grieta o ruptura del tejido epitelial y mucoso que recubre el ano debido a una gran masa conflictual en fase activa por ulceración de la zona. El conflicto se prolonga en el tiempo y se va ulcerando sin posibilidad de repararse.

Ejemplo: un hombre zurdo es nombrado director de un equipo de ventas y no es lo que le gusta (menos testosterona). Desarrolla una fisura anal.

Prurito anal

Picor en la zona anal. Conflicto de separación e identidad en fase de reparación.

Quiste perianal

Es la afectación del ducto de las glándulas perianales que transportan líquido al recto para facilitar la defecación. Epitelio plano de origen ectodérmico con FH en corteza sensorial premotora al lado de los conductos tiroideos. Conflicto de no poder eliminar las heces rápido. Aparece un crecimiento tumoral en fase de reparación que junto al edema produce un quiste.

<u>Absceso anal</u>

Es la infección de una glándula de la mucosa anal por bloqueo de su conducto en fase de reparación (quiste).

▪ MUSCULATURA LISA Y ESTRIADA

El esfínter anal interno (músculo liso con FH en Mesencéfalo) está controlado de manera no consciente por estímulos activantes (simpáticos) e inhibitorios (parasimpáticos). El esfínter anal externo (músculo estriado con FH en Mesodermo nuevo y control en Corteza motriz ectodérmica) está inervado por ramas de los nervios pudendos, por lo que de forma voluntaria contrae o relaja su tono. La continencia fecal se mantiene predominantemente por el funcionamiento apropiado del aparato neuromuscular anorrectal, el grado de control voluntario y se ve afectada por la consistencia y la llegada de las heces al área anorrectal.

El sistema parasimpático, produce la relajación del esfínter anal interno y la contracción el esfínter externo (reflejo rectoanal inhibitorio) y la relajación voluntaria del músculo elevador del ano provoca la disminución del tono simpático y la actividad parasimpática que produce cambios como:

- Contracción de las fibras longitudinales de la pared del recto que se acorta y aumenta la presión en su interior.
- Relajación del elevador del ano.
- Aumento de la presión dentro de la ampolla rectal con falta de resistencia a la salida de las heces. El aumento de la presión producido por la maniobra de Valsalva y la contracción abdominal contribuyen a la salida de las heces.

Todos los esfínteres externos cuentan con inervación inversa por lo que se cierran mediante una contracción en vagotonía y se abren mediante la relajación en simpaticotonía.

Conflicto:

Esfínter interno liso: no poder o no ser capaz de retener las heces.

Esfínter externo y músculos rectales inferiores estriados: identidad con impotencia como no poder marcar bien el territorio, no poder tener un buen lugar o una buena posición.

Fases de la enfermedad músculo liso:

FA: hipertonía del esfínter interno.

PCL-A: normotono muscular.

CE: calambres o espasmo anal

Síntomas y patologías asociados:

<u>Incontinencia rectal</u>

Salida de heces (tiene varios motivos).

Fases de la enfermedad músculo estriado:

FA: atrofia por necrosis celular y parálisis de músculos rectales con apertura del ano (para mejorar el marcaje)

PCL-A: progresiva actividad muscular.

CE: fuga de heces, espasmo rectal. Tanto la vejiga como el recto pueden abrirse al mismo tiempo en CE provocando un vaciado completo de ambos reservorios.

Síntomas y patologías asociados:

Incontinencia fecal

Salida de heces (tiene varios motivos).

• PALABRAS Y EXPRESIONES RELATIVAS AL INTESTINO GRUESO

Absorber, aceptación, rechazo, asqueroso, mierdoso, salir de la mierda, fermentado, fermentación, podrido, basura, estiércol, bosta, bajeza, suciedad, retener, evacuar, guardar, soltar, eliminar, apartar, echar, depurar, fluir, atascarse, descomposición, prejuicio.

Expresiones: se me acumulan los problemas, va a petar, a todo gas, fue una cochinada.

7.16 Peritoneo

• MESODERMO ANTIGUO: PERITONEO

Conflicto:

De ataque directo real o imaginario.

Miedo a que falle algo en el abdomen, que puede ser el resultado del dolor de otra parte del abdomen y nos da miedo.

Fases de la enfermedad:

FA: Engrosamiento de las paredes para hacer de escudo protector.

PCL: Degradación celular con presencia de líquido.

Síntomas y patologías asociados:

Peritonitis

Dolor abdominal agudo por inflamación del peritoneo.

Ascitis

Acumulación de líquido seroso en la cavidad peritoneal en fase de reparación o PCL-A.

Ejemplo: Mujer de 32 años con peritonitis aguda debido a gastroenteritis muy fuerte previamente. "Sentía un ataque de los bichos en mi barriga." Agresión en el vientre.

Cáncer peritoneal

Presencia de nódulos tumorales en el peritoneo. Como la cavidad abdominal es tan grande, los síntomas son muy inespecíficos.

Ejemplo: Hombre con un tumor peritoneal después de haber pasado un cáncer colorrectal tratado con cirugía, quimioterapia y radioterapia. "Fue una carnicería. Todo me atacaba en el abdomen." Necesidad de protección.

----

8 Estudio por órganos: glándulas anexas

8.1 Hígado

▪ ENDODERMO: HÍGADO

El hígado está compuesto por dos partes diferenciadas con dos orígenes embrionarios diferentes. La parte compuesta por hepatocitos o células hepáticas, que es aproximadamente el 80% y se presenta como una zona carnosa, tiene un origen endodérmico y las vías o canales de salida de la bilis son de origen ectodérmico. Vemos ahora el hígado endodérmico con la función de producir bilis (secretora), ayudar el intestino en la absorción de grasas, metabolizar, descomponer, transformar y almacenar nutrientes provenientes del intestino delgado.

Conflicto:

El hígado es el símbolo de la supervivencia material que entra en conflicto cuando la persona no tiene confianza en obtener lo necesario para su subsistencia. Su función es proveer de energía al organismo.

Conflicto de intoxicación: real, virtual, imaginario, simbólico.

Conflicto de necesidad de nutrirse: Buscar historias de morirse de hambre.

Conflicto de carencia: Según el Dr. Hamer, puede ser carencia vital, hambruna, inanición. Es la falta esencial, la falta para la supervivencia, la falta alimentaria: "Tengo miedo de no tener suficientes alimentos, tengo miedo a la carencia, tengo miedo al hambre".

Conflicto de almacenamiento con necesidad de guardar para no vivir la falta.

Conflicto de transformación: de la vida, lo vital.

Fases de la enfermedad:

FA: Crecimiento celular, formación de tumor (adenocarcinoma globoide tipo absorbente o más raro es secretor tipo coliflor) con la función de producir más bilis por lo que las heces estarán oscuras y pesadas (van al fondo del váter). Un solo nódulo es preocupación por el otro. Varios nódulos, preocupación por sí mismo. En un estudio complementario se observan manchas oscuras que pueden ser un nódulo compacto vascularizado y no hay síntomas ni variaciones en pruebas hemáticas.

PCL-A: Aparece descomposición caseosa necrotizante con formación de cavernas mediante micobacterias u hongos, con sudores nocturnos e hinchazón. En un TAC se observan manchas más grandes y oscuras por el edema de reparación. Si no hay gérmenes para la reparación, el tumor se encapsula y queda sin actividad. Las heces son claras o blancas, y flotan por la presencia de grasa (menos bilis). Los valores hemáticos se mantienen constantes, excepto la fosfatasa alcalina, que aumenta.

PCL-B: Se recupera la función, produciéndose bilis normalmente y las heces vuelven a ser oscuras y caen, porque la bilis digiere las grasas. Se produce una reducción de la protrombina, lo que hace que la sangre esté más diluida y se puedan eliminar los residuos acumulados de la reducción tumoral. Si se produce una infección o reducción del tumor por micobacteria TBC, al final del proceso queda una cicatriz que en medicina alopática se llama cirrosis. El hígado puede regenerar su tejido.

Síntomas o patologías asociados:

En medicina alopática se clasifican los tumores de hígado en benignos o malignos. Estos últimos se clasifican en primarios o metastásicos. Dentro de los benignos podemos observar quistes, granulomas o hemangiomas. En DB observamos un crecimiento o tumoración en fase de estrés y su desaparición en fase de reparación. A menudo desaparece el centro del tumor y se rellena de líquido (quiste) o se fibrosa (granuloma).

Hipertrofia hepática o adenocarcinoma hepático

La biología aumenta la cantidad de hepatocitos para extraer más azúcar de los alimentos que ingresan. Adenocarcinoma hepático (tipo absorbente o secretor).

Tipo absorbente: tiene la función de mejorar la absorción de los alimentos.

Tipo secretor: incrementa el flujo de bilis para mejorar la digestión.

Conflicto de carencia de algo vital, esencial, como comida, alimentos deseados, dinero para comprarlos, falta de seres queridos a los que consideramos vitales para nuestra existencia, falta de afecto, imposibilidad de practicar nuestra propia fe religiosa considerada como alimento espiritual de vital importancia. Preocupación real por el hígado, por algo que le puede atacar: "Mi hígado se envenenará si tomo esta sustancia o alimento en particular".

Hepatomegalia

Es el agrandamiento del hígado que se produce cuando se dan simultáneamente un conflicto activo del TCR junto a una PCL-A del hígado.

Cirrosis hepática

Se produce ante conflictos recurrentes que provocan la transformación del tejido hepático o la pérdida del parénquima, debido a degradación, por ejemplo, con micobacterias en PCL-A. Se observa disminución de colinesterasa en sangre.

Conflictos recurrentes de miedo a morir de hambre, a la falta, temor a no poder pagar o comprar.

Hígado graso

Conflicto de desvalorización local u otros conflictos que se suman al programa de hígado endodérmico. Puede tener dos causas:

Conflicto recidivante debido a que el hígado no es apto para trabajar bien (de valorización), no puede digerir o la ingesta es inadecuada, y se le hace trabajar mucho.

Conflicto de falta de azúcar, por lo que se ingiere una gran cantidad que no consigue metabolizarse, acumulándose en el hepatocito. Al conflicto del hígado se le suma un programa de células alfa del páncreas (ectodermo), que produciría un mayor almacenamiento de grasa en los hepatocitos.

Fases de la enfermedad:

FA: Disminución o necrosis de tejido conjuntivo y acumulación de grasa

PCL: Relleno local.

Hipertensión portal

Es el aumento anormal de la presión sanguínea de la vena porta, probablemente debido a cirrosis hepática que provoca obstrucción en la entrada de la sangre. Ocurre en concomitancia con un proceso cirrótico hepático.

▪ ECTODERMO: CONDUCTOS O VÍAS HEPÁTICAS

Conflicto:

Contrariedad indigesta de carácter masculino vivido con rabia, enojo, ira, rencor, injusticia. Dependiendo del estado hormonal y la lateralidad experiencia femenina conflictual de identidad.

Fases de la enfermedad:

FA: Ulceración de canales intra y extrahepáticos, dolor. Los valores son normales.

PCL: Relleno de las ulceras que dan lugar a costras, obstrucción de canal e ictericia. La hinchazón produce estancamiento y aumentan los valores de gammaglobulinas GT y de transaminasas. Inflamación en reparación tipo hepatitis, cirrosis hepáticas por cronificación (personas enojadas todo el día) o por múltiples hepatitis. Carcinoma de ductos.

CE: Desde ausencia parcial hasta coma hepático e hipoglicemia (juntamente con un PBS de células alfa del páncreas) o cólico biliar (PBS de musculo liso del ducto).

Los cálculos biliares se forman en fase de solución por conflicto pendiente en PCL-A y nunca en fase activa. Se deben a estancamiento de la bilis concentrada que no puede pasar por bloqueo mecánico total o parcial (inflamación de conductos).

Síntomas y patologías asociados:

Cirrosis hepática

Enfermedad del tejido de sostén del hígado que se produce por depósito de tejido cicatrizal en los ductos hepáticos como consecuencia de fases activas prolongadas, que endurecen los canales o fase de curación repetidas por recaídas de conflicto o por cicatrización de procesos de hepatocitos, por conflicto de falta o toxicidad. Se diagnóstica ante el aumento de tamaño del hígado (reparación) o cicatrices de los tejidos endo o ectodérmicos con FA de duración muy prolongada, de años con ulceración y posterior induración de los ductos, o bien recidiva de ductos con múltiples hepatitis. El consumo de alcohol puede actuar como rail o reactivador del conflicto, pero no como la causa.

Ictericia

Aumento de la bilirrubina (pigmento biliar) en sangre por oclusión de los conductos que se produce durante la fase de vagotonía, ocasionando el tinte amarillo de la piel y conjuntivas.

Colestasis

Disminución o interrupción del flujo biliar por obstrucción de los canales en fase de vagotonía.

Hepatitis

Inflamación de los ductos intra y extrahepáticos del hígado en fase de reparación.

Conflicto: De ira, enojo territorial por algo quitado injustamente o de identidad (sujeto a sexo, lateralidad, situación hormonal, edad y conflictos previos). Enojo porque el territorio o sus límites no son respetados.

Ejemplo: Un hombre tiene que pagar una multa importante que, además, considera injusta. Su enfado duró más de 3 meses hasta que el recurso presentado fue resuelto, le dieron la razón y le devolvieron el dinero avanzado. Un mes más tarde se le diagnosticó un carcinoma hepático. Seis meses más tarde tiene un cuadro de ascitis. Este síntoma aparece en fase de reparación de un conflicto abdominal; si es muy voluminoso, es porque se ha activado conjuntamente a un conflicto del TCR.

▪ PALABRAS RELATIVAS AL HÍGADO

Vacío, falta, carencia, lleno, colmado, asegurarse, guardar, almacenar, ahorrar, cebar, reserva, conservar, mantener, acumular, dilapidar, gastar, arruinado, enriquecer, rico, atesorar, derrochar, transformar, tóxico, intoxicante, desintoxicarse.

8.2   Sistema biliar

▪ ECTODERMO: VESÍCULA BILIAR Y VÍAS BILIARES

Conflicto:

Conflictos ligados a la digestión de un bocado muy "graso" o muy "acido"

Contrariedad indigesta de carácter masculino vivido con rabia, enojo, ira, rencor, injusticia. Dependiendo del estado hormonal y la lateralidad experiencia femenina conflictual de identidad. Falta de respeto en el territorio.

Resentimiento con tonalidades de odio, antipatía, ojeriza. Amargura, enfado, ira, juicios condenatorios, agresividad reprimida y petrificada. Sentir: "¡Es injusto, indignante!".

Fases de la enfermedad:

FA: Ulceración mucosa, dolores moderados en el lateral derecho.

PCL: colecistitis, carcinoma, hinchazón, dolor abdominal, formación de cálculos. Se deben a estancamiento de la bilis concentrada que no puede pasar por bloqueo mecánico total o parcial (inflamación de conductos). Puede producirse ictericia si hay una inflamación fuerte.

CE: Cólico Biliar, calambres, espasmos. Puede cursar con mareos, desmayos.

Síntomas y patologías asociados:

Cálculos biliares

Depósitos endurecidos de fluido digestivo que se pueden formar en la vesícula biliar. Por conflictos repetidos (recidivantes) de ira y rencor, por haber sido despojado de algo tangible que provoca estasis y sedimento de la bilis, que forma los cálculos.

Conflicto: Resentimiento con tonalidades de rencor. Contrariedad en el territorio vivido con rabia, rencor, ira, injusticia, enfado, enojo...

Ejemplo: Mujer de 41 años que presenta un cólico biliar que apareció después de solucionar un conflicto laboral saldado con un cambio de puesto de trabajo. Había pasado meses en tensión (fase de estrés con ulceración del conducto) y un día, al solucionarse, aparece la inflamación (fase de reparación).

8.3   Páncreas

▪ ENDODERMO: PÁNCREAS EXOCRINO

Secreta jugos pancreáticos digestivos.

Conflicto:

De falta con tonalidad de perder el bocado soñado o anhelado, absolutamente importante para la persona. Disputa o lucha por el bocado.

De resentimiento con tonalidad de algo innoble, repugnante, humillante. "Se ha quedado con la herencia de..."

Es algo que ya se considera propio y otro se lo queda.

Bocado perdido cuando se creía propio. Porquerías o cosas feas familiares. Buscar historias de herencias (reales o simbólicas).

De ignominia (descrédito de quien ha perdido el respeto de los demás a causa de una acción indigna o vergonzosa), mancha, deshonor, descredito, afrenta, oprobio, estigma, humillación, injuria, perjuicio, denigración.

Fases de la enfermedad:

FA: Aumento de la función con mayor producción de jugo pancreático para digerir grasas o proteínas, o crecimiento celular.

PCL-A: Descenso de la producción de jugo pancreático (alcalino), por lo que no se pueden neutralizar los ácidos, de modo que las heces son ácidas y sueltas. Si hay micobacterias se forman cavernas por caseificación o se encapsula el crecimiento. Caseificación (TBC), cavernas, restos cálcicos, inflamación, encapsulamiento.

El peligro puede aparecer si se da el proceso simultáneo a un proceso de TCR que produce inflamación de los conductos. Lo mismo puede ocurrir en el hígado.

Si se diagnóstica un tumor en la cabeza del páncreas, por lo general es una fase de PCL-A de ductos pancreáticos. Este crecimiento puede obstruir los conductos hepáticos (ectodermo) y producir ictericia de forma mecánica. Un grado máximo en este tejido puede ocurrir si a la inflamación de canales ectodérmicos se le suma imposibilidad de vaciado de las secreciones pancreáticas, lo que podría llegar a corroer la carne del páncreas.

Síntomas y patologías asociados:

Adenocarcinoma pancreático

Crecimiento celular en fase activa.

Ejemplo: Hombre joven a quien el consejo de dirección de la empresa que había creado tiempo atrás despide. Se desencadena un cáncer de páncreas.

Ejemplo: Mujer de 74 años que tiene molestias abdominales y le detectan un tumor benigno de páncreas. Se desencadenó después de recibir la noticia de que sus cuñados se apropiaban de la herencia de otro hermano, dejando a su marido fuera del reparto. "Es algo muy graso para digerir."

Pancreatitis

Es la inflamación del páncreas en PCL-A, que puede presentarse en forma aguda o crónica.

Insuficiencia pancreática

Se produce ante un conflicto recurrente o en curación pendiente: se pierden células pancreáticas por degradación excesiva del parénquima (80%) y hay menos funcionalidad.

FA: Inflamación y dolor por bloqueo mecánico de adenocarcinoma pancreático que comprime el colédoco y se acompaña de ictericia.

PCL: Degradación celular.

- **ECTODERMO: PÁNCREAS ENDOCRINO**

Ver Páncreas endocrino en el capítulo de Endocrinología.

- **ECTODERMO: PÁNCREAS, CANALES**

Conflicto:

Territorial de contrariedad indigesta. Contrariedad indigesta de carácter masculino vivido con rabia, enojo, ira, rencor, injusticia. Dependiendo del estado hormonal y la lateralidad experiencia femenina conflictual de identidad.

Fases de la enfermedad:

FA: Ulceración, dolor moderado a agudo por modelo gaznate.

PCL: Carcinoma, relleno, pancreatitis, fiebre alta. Aumento del nivel de las enzimas amilasa y lipasa en la sangre, que bajan en intestino, por lo que no se digieren los alimentos. Obstrucción de canal, fibrosis, ictericia.

CE: Cólico pancreático, muy doloroso por espasmos de la musculatura ductal; escalofríos.

Recidivas: fibrosis de los canales.

Síntomas y patologías asociados:

<u>Pancreatitis</u>

Inflamación y dolor por bloqueo mecánico de la PCL del conducto pancreático (ira, rencor, injusticia). La secreción pancreática continúa y las propias enzimas podrían destruir el tejido pancreático y los vasos sanguíneos del órgano, produciendo hemorragias que pueden llegar a ser mortales.

Dr. Hamer: "El Foco de Hamer de los conductos pancreáticos y el relé cerebral que controla los latidos de la cámara izquierda del corazón son adyacentes, y el paciente podría sufrir un ataque cardíaco durante la CE muy intensa de canales pancreáticos."

- **PALABRAS Y EXPRESIONES RELATIVAS AL PÁNCREAS**

Ignominia, falta de respeto, vergüenza, deshonor, degradación, infamia, descredito, deshonra, afrenta, denigración, ultraje, bajeza, inmundo, jugada.

Expresiones: "Lo más difícil de digerir", "de lo más bajo", "una mala jugada", "muy vil".

9 Síntomas comunes a distintos procesos orgánicos

9.1 Diarrea

Es la deposición de heces líquidas, acuosas y blandas, o que se defecan con mayor frecuencia, llegando a ser explosiva en su eliminación, que puede acompañarse de calambres o dolor abdominal y pérdida de control intestinal. Se presenta en forma aguda o crónica. Puede producirse por varias causas:

- Intoxicación real en la ingesta (comida, agua, medicación) o simbólica;
- Simpaticotonía generalizada con apertura de la musculatura de los esfínteres. También se llama "ansiedad anticipatoria". Situaciones de estrés por miedo;
- Aumento de la secreción de ácido clorhídrico;
- Falta de asimilación en intestino delgado;
- Aumento de la motilidad gastrointestinal (musculatura lisa mesencefálica);
- Falta de reabsorción del agua en colon;
- Presencia de gérmenes que alteran la flora bacteriana;
- Intolerancia alimentaria;
- Enfermedades de intestino, como enfermedad de Crohn o colitis nerviosa en crisis épica;
- Hígado endo y ectodérmico que produce menos secreción de bilis e impide la digestión de las grasas, dando lugar a heces pastosas que flotan en la superficie;
- Páncreas endodérmico en conflicto recurrente, que produce menos jugos pancreáticos y menor absorción de proteínas, grasas y almidón;
- Hipertiroidismo.

Conflictos:

Sacar de dentro todo lo que no conviene, lo que intoxica, lo que está degradado.

Miedo, estrés (simpaticotonía) o ansiedad anticipatoria que implica el aflojamiento de la musculatura lisa.

Indigesto e inaceptable, inadmisible, intolerable.

De suciedad que es necesario eliminar rápido: "Es necesario limpiar la historia".

Historias de injusticias, contrariedad, indigestión que afecte a la producción de bilis.

"Fue horrendo, injusto e inaceptable."

Atrapar el bocado rápidamente.

Ejemplo: Hombre con diarreas explosivas diariamente desde hace 2 años. Es médico cirujano y el cuadro comenzó 3 días después de vivir una situación de estrés muy intenso, con miedo durante una operación en la que hubo un alto riesgo y su mejor ayudante se marchó dejándolo solo. "Fue horrendo, injusto e inaceptable."

9.2 Estreñimiento

Es un síntoma que se presenta cuando se realizan menos de tres deposiciones semanales. En la primera porción del intestino grueso se produce la reabsorción del agua residual del quimo que ha llegado. Los desechos sobrantes se almacenan en el colon distal. En el colon proximal hay una rica flora bacteriana, que tiene como función fermentar los residuos indigeribles antes de llegar al colon descendente. Resultado de dicha fermentación, se producen gases que tendrán como función ayudar a empujar las heces hacia el recto y ano. Las bacterias también transforman la bilirrubina en otros pigmentos, que es lo que dará el color marrón a las heces, y dan lugar a la formación de varias vitaminas como la K y algunas del grupo B. Las heces se componen de 3/4 partes de agua y 1/4 parte de sustancias sólidas (bacterias muertas, fibras, restos de alimentos no digeribles, células intestinales muertas, moco, líquidos, etc.). En la zona anal hay dos esfínteres que actúan de manera sincrónica. El estreñimiento es la disminución de la cantidad de heces eliminadas o la deposición de heces secas, duras, pequeñas, que por lo general son molestas o dolorosas en su paso por el ano. La primera causa de estreñimiento es la **falta de agua** por falta de ingestión o por un exceso de reabsorción, lo que provocará la sequedad de las heces. Algunas causas posibles son:

- intoxicación medicamentosa;
- dieta pobre en fibra;
- conflicto activo de TCR que provoca retención de agua;
- vagotonía generalizada;
- conflicto activo de la musculatura intestinal;
- conflicto en curación pendiente de glándula tiroides con niveles bajos de tiroxina;
- conflicto activo de glándula paratiroides con un nivel elevado de hormona parathormona;
- obstrucción intestinal;
- hiposensibilidad de recto inferior en fase activa porque cursa con modelo epidérmico.

Conflictos:

TCR: Soledad, abandono, miedo por la existencia.

Impotencia para hacer avanzar el bocado indigesto.

Imposibilidad de soltar lo sucio. No poder eliminar lo sucio, lo feo por rencor, ira, cólera. No poder soltar el rencor, las situaciones antiguas que pesan. Obligación de retener, de retenerse. Eliminar exige renunciar.

"Es peligroso dejar las heces", porque el depredador puede así localizar la presa. Miedo a ser reconocido.

Activo de experiencia guarra, asquerosa, ignominiosa.

Necesidad de ser eficiente y eficaz.

Necesidad de fortaleza.

En el caso de reabsorción excesiva y heces muy duras, observar si el déficit hídrico puede estar en relación con una sequía anterior a su biografía, por ejemplo: un bebe en útero vive los conflictos activos de su madre y, al nacer, pasa a fase de reparación y expresa mediante el síntoma la tonalidad conflictual materna. Si la madre ha vivido un conflicto con relación a la liquidez real o simbólica (falta de dinero, sequia) el niño podría estar programado para reabsorber el agua.

Puede producirse por menor actividad del íleo, por tumor o giro del intestino en fase activa o de curación de un conflicto de enojo muy indigesto. Algo inadmisible extremo. Cursa con mucho dolor y vómitos fétidos.

Ejemplo 1: Mujer joven con **estreñimiento del turista** que viaja con frecuencia y siempre presenta el mismo síntoma. Durante la guerra su familia estuvo escondida durante 6 meses, finalmente los delataron y 3 de ellos fueron fusilados. "No hay que dejar rastros tras de sí."

Ejemplo 2: Una niña de 4 años está en el váter del parvulario defecando. Un compañero la empuja y ella queda completamente manchada de heces. La profesora la riñe y no le cambia la ropa hasta que es la hora de la salida. "Defecar es un peligro, es necesario retener."

Ejemplo 3: De niña, su madre siempre controlaba la comida y las deposiciones. Era una obsesión. Ella se acuerda de tener estreñimiento desde muy pequeña. Cuando de joven se va a vivir sola, el estreñimiento desaparece. "Estar lejos de mamá me relaja", y se da permiso para tener su propio ritmo de defecación sin el control de la madre.

9.3   Flatulencias

Durante el proceso digestivo se van generando gases en aproximadamente 0.5 a 1.5 l/día, que son eliminados a través de la sangre y se expulsan con la respiración. Sin embargo, cuando la producción sobrepasa la posibilidad de saturación, estos se acumulan en el intestino. Las causas posibles son:

– alimentación elevada en fibras o de legumbres,

– intoxicación medicamentosa,

– simpaticotonía generalizada con aumento de peristalsis,

– fase de vagotonía de procesos intestinales, tanto de intestino delgado como grueso (disminución de la actividad),

– intolerancia alimentaria,

– proceso de vagotonía del páncreas exocrino (disminución de jugos pancreáticos),

– proceso activo de canales biliares o vesícula biliar (disminución de la secreción de bilis).

Conflictos:

Enojo territorial.

Ignominia, injusticia, soez.

Inadmisible e intolerable.

Eliminar lo sucio, soltar lo asqueroso.

9.4   Características de las heces

Las heces consideradas normales son consistentes, blandas, lisas o con ligeras grietas y tienen forma alargada. Pueden variar en forma, color, consistencia y presentación. A partir de los datos considerados normales encontramos variaciones que informan de fases o estados de enfermedad (no solo digestivas).

	Conflicto	Fase activa	PCL-A	Crisis épica	PCL-B
Endodermo	Atrapar bocado, aceptar	A mayor actividad de la curvatura mayor del estómago mayor producción de ácido clorhídrico con resultado de heces más desechas y acidas que los jugos biliares o pancreáticos no pueden neutralizar. Heces oscuras: rotura de vasos en estómago. Intestino función absorbente: heces duras (caprinas). Intestino función motilidad: con aumento de función hay heces blandas, transito acelerado o diarrea. Hígado (tumor): con mayor producción de bilis heces oscuras y pesadas.	Reducción actividad estomacal: heces duras, tránsito intestinal lento, flatulencia. Reducción motilidad intestinal: estreñimiento Reducción función absorbente: heces líquidas y flatulencias. Heces líquidas, flatulencias y puede haber sangrado o encapsulamiento en caso de degradación de tumor intestinal. Colitis ulcerosa (recidivas): mucosa en heces, sangrado, dolor, transito acelerado o diarrea. Hígado: heces son claras o blancas y flotan por la presencia de grasa (menos bilis) Páncreas: heces ácidas y sueltas por falta de alcalinizante. En insuficiencia pancreática heces grandes, pastosas y grasas que ensucian el váter.	Diarrea fuerte. Deposición líquida sin dolor. Cólicos intestinales. Puede ser acompañada de vómitos alcalinos. Colitis: diarrea explosiva, sangrado.	Progresiva vuelta a la normalidad. Colitis: mayor presencia de moco (mucosa) y progresiva vuelta a la normalidad.

Mesodermo antiguo	Agresión	-	-	-	-
Mesodermo nuevo	Rendimiento	-	-	-	-
Ectodermo	Relación Territorio	Recto inferior (patrón externo): estreñimiento por reducción de la sensibilidad (entumecimiento)	Mucosa rectal: Sangrado, dolor hipersensibilidad Heces claras, blancas (acolia) y ligeras: vagotonía de conductos hepáticos Heces deshechas: vagotonía de conductos pancreáticos	Entumecimiento.	Heces negro-azuladas: por sangrado de estómago o duodeno ectodérmico en CE. Heces oscuras y pesadas: por mayor descarga de bilis en PCL-A

10 Cuento para pensar

Cuentan que hace mucho, unos discípulos meditaban junto a Buda, cuando unos hombres se acercaron a insultarle, pero Buda no respondió. Solo cerró sus ojos y respiró. Sus discípulos se enojaron con los que insultaban y con Buda por no defenderse y le dijeron:

– Maestro, ¿por qué dejaste que esos hombres te insultaran sin decir nada?

Buda respondió:

– Si yo tengo un caballo y te lo regalo, pero tú no lo aceptas, ¿de quién es el regalo?

El discípulo respondió:

– Si yo no lo acepto, seguiría siendo tuyo…

– Pues lo mismo sucede con las ofensas. Tú decides si aceptas o no ese regalo…

CAPÍTULO 2.
SISTEMA RESPIRATORIO

1 Introducción al sistema respiratorio

La respiración es un proceso que nos acompaña desde el momento del nacimiento, nos sostiene en la vida y continúa hasta el instante de la muerte, por eso, a la respiración se le llama la esencia de la vida. Es lo que nos relaciona con el todo y lo que nos muestra que somos seres integrados en la totalidad. La respiración tiene un ritmo, una profundidad, unas pausas, un alcance, unos ciclos y marca una medida de tiempos, ya que acompaña los movimientos del corazón e impulsa la sangre al resto del organismo, lo que tiene un efecto revitalizador. Una buena oxigenación permite aportar a los tejidos lo necesario para su supervivencia. Para conseguir este gran milagro que es la vida, contamos con un sistema respiratorio que capta del exterior, transforma, acepta en el interior y elimina lo sobrante. Al igual que el sistema digestivo, trae el exterior al interior y vuelve a enviar hacia el exterior lo que ya no es útil.

El sistema respiratorio está formado por un sistema que permite la circulación del aire desde la nariz o la boca hasta los pulmones, lugar donde un sistema muy estructurado realiza el intercambio de gases entre la atmósfera y la sangre, llamado **hematosis**, por la que el oxígeno (O_2) introducido dentro de los pulmones se distribuye a los tejidos y el residuo resultante o dióxido de carbono (CO_2) producido por el metabolismo celular es eliminado al exterior. El proceso de intercambio del aire del exterior y la sangre se denomina respiración externa, mientras que el intercambio de gases entre la sangre de los capilares y las células de los tejidos en donde se localizan esos capilares se llama respiración interna.

El sistema respiratorio tiene otras funciones como intervenir en la regulación de la temperatura y del pH corporal, eliminado el CO_2 de la sangre; en la protección contra los agentes patógenos y las sustancias irritantes que son inhalados; y en la vocalización, ya que, al moverse el aire a través de las cuerdas vocales, produce vibraciones que son utilizadas para hablar, cantar, gritar, finalmente comunicar. Para vivir necesitamos respirar y respirar es vivir. **Simbólicamente el aire es vida, espacio de libertad, de sensación de vivir.** No respirar es morir, pero muchas veces, sin llegar tan lejos, nos quedamos sin respirar, produciendo un efecto nocivo en las células que no pueden satisfacer las demandas fisiológicas. El respirar nos coloca en tiempo presente, ya que prestar atención al ritmo y profundidad respiratoria es un ejercicio que requiere de una focalización que facilita el salir de los pensamientos.

Hoy en día la respiración está muy estudiada, incluso en las neurociencias, pero hace siglos que los yoguis, los lamas tibetanos, los taoístas en Oriente, en China (dominio del *chi* o energía vital) y en muchos otros lugares han usado la respiración como un instrumento sanador a nivel físico, psíquico y espiritual. *Chi, prana, ki* o *pneuma* (de los antiguos griegos) hacen referencia al mismo concepto, que es la bondad de la respiración bien usada.

Cada estado emocional provoca un cambio a nivel hormonal y de sensaciones físicas. La bioquímica es diferente, lo que apunta al cambio en la forma y el ritmo de la respiración. Lo bueno es que se trata de un **camino de doble sentido**: las emociones alteran y modifican la respiración y esta, manejada de una forma concreta, ayuda a modificar las emociones.

2 Embriología

La formación del aparato respiratorio comienza durante la tercera semana de vida intrauterina y se forma a partir del tubo digestivo. Primero aparece una pequeña bolsa o divertículo en la pared anterior del intestino, que se denomina hendidura laringotraqueal. Es un espacio que va a desaparecer progresivamente al irse formando un tabique que lo aísla. El intestino anterior se habrá separado en dos porciones: la anterior, que da lugar al esbozo respiratorio, y la posterior, que da lugar a una parte del sistema digestivo, iniciándose con el esófago. La parte correspondiente al sistema respiratorio está formada por un fondo de saco en el que se ubican el esbozo laríngeo, el esbozo traqueal y la bolsa pulmonar. Durante la quinta semana de gestación se dividen las dos yemas pulmonares que darán origen a los bronquios lobulares o secundarios. En la octava semana de embarazo queda constituida toda la estructura del aparato respiratorio, aunque continúa su maduración y alrededor del 95% de los alvéolos pulmonares se desarrollarán después del nacimiento, aumentando el número hasta los 8 años aproximadamente. A partir de la octava semana comienza el crecimiento y maduración de las estructuras fetales. Durante el período de vida intrauterina el intercambio de gases se realiza a través de la placenta y el aparato respiratorio que se ha formado no tiene que participar y comenzará a hacerlo a partir del momento del nacimiento.

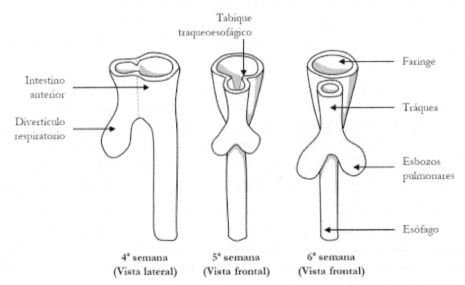

Figura 1. Etapas del desarrollo del divertículo respiratorio y esófago | Elaboración propia

2.1 Modelo epidérmico y gaznate

MODELO EPIDÉRMICO	MODELO GAZNATE
Mucosa laríngea, traqueal, bronquial. Mucosa nasal y de senos.	Faringe (oro y nasofaringe mucosa).

2.2 Histología

El sistema respiratorio está formado por epitelio respiratorio, músculo liso, tejido fibroso y anillos cartilaginosos recubiertos por una serosa que lo envuelve. El epitelio interno desde la faringe a los pulmones es de origen endodérmico y el epitelio externo de las vías aéreas superiores hasta los bronquiolos es de origen ectodérmico.

3 Anatomía del aparato respiratorio

3.1 Fosas nasales y nariz

La nariz es la primera porción del aparato respiratorio con una parte ósea (compuesta por los huesos nasales, parte del maxilar superior y la parte nasal del hueso frontal) y otra cartilaginosa (que es la punta de la nariz). Consta de narinas o agujeros nasales, de una cavidad nasal con un tabique en el medio que la divide en dos fosas nasales y la apertura posterior o coanas que comunican la nariz con la nasofaringe. El tabique nasal tiene una porción ósea formada por el hueso vómer y parte del hueso etmoides, y una parte cartilaginosa. En la pared externa de la cavidad nasal se encuentran los cornetes nasales superior, medio e inferior. Por debajo del meato superior se encuentran los orificios de los senos etmoidales y debajo del cornete medio se encuentra el meato medio, donde desemboca el seno frontal y maxilar. Debajo del cornete inferior se encuentra el meato inferior, en donde desemboca el conducto lacrimo-nasal. En la parte superior se ubica la glándula pituitaria amarilla, que es la membrana que contiene los receptores sensitivos olfatorios con funciones olfativas. La parte externa de la cavidad nasal está recubierta de piel con unos pelillos cortos y la parte interna por una membrana mucosa. Los pelos impiden el paso de partículas suspendidas en el aire y si alguna atravesara la primera barrera, existe una segunda que es el moco secretado por las glándulas mucosas del epitelio que luego lo empujan a la faringe para ser enviado al estómago y este lo digiere. Otra función de la cavidad nasal es el calentamiento y humedecimiento del aire antes de pasar por las vías respiratorias.

3.2 Senos nasales o paranasales

Son cavidades llenas de aire tapizadas por la mucosa nasal. Los huesos que poseen cavidades aéreas son el frontal, el etmoides, el esfenoides y el maxilar superior. Cada seno comunica con la fosa nasal correspondiente a través del meato. Participan en la resonancia de la voz.

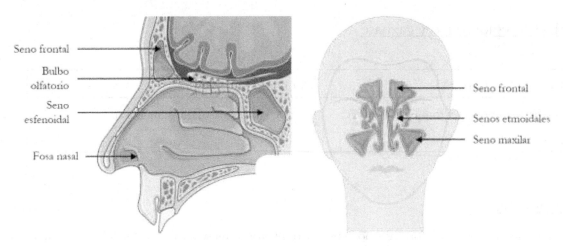

Figura 2. Izquierda anatomía de la fosa nasal y derecha ubicación de los senos nasales | Fuente: Servier Medical Art por Servier, bajo licencia Creative Commons / Modificada.

3.3 Faringe

Es una porción tubular que se ubica por detrás de la nariz (nasofaringe), de la boca (orofaringe) y continúa con la laringe (laringofaringe) y el esófago. Esta última porción pone en conexión el aparato digestivo con el respiratorio, por lo que es la vía común para los alimentos y el aire, y, algunas veces, la comida pasa a la laringe, produciendo tos y sensación de ahogo y, otras veces, el aire entra en el tubo digestivo, acumulándose gas en el estómago y provocando eructos. En la nasofaringe se encuentran unas masas de tejido linfoide llamadas amígdalas (denominadas popularmente vegetaciones o adenoides). En su pared externa desemboca la trompa de Eustaquio, que es la comunicación entre el oído medio y la nasofaringe. En la orofaringe se encuentran las amígdalas linguales y las amígdalas palatinas, cuya infección se conoce como anginas.

3.4 Laringe

Es un órgano tubular encargado de la fonación, proceso que realiza mediante las cuerdas vocales. Está por debajo de la laringofaringe y por encima de la tráquea. Está formada por cartílagos (tiroides, cricoides, epiglotis aritenoides, corniculados y cuneiformes) unidos por ligamentos y recubiertos por mucosa. Los cartílagos tienen como función el que se mantenga la luz del conducto y que se cierre el orificio de entrada a la laringe en el momento de deglutir. En el interior de la laringe se aprecian los pliegues superiores (o vestibulares o cuerdas vocales falsas) y dos pliegues inferiores (o cuerdas vocales verdaderas). La glotis está formada por las cuerdas vocales verdaderas y la hendidura glótica y es, por tanto, la parte de la cavidad laríngea más directamente relacionada con la emisión de voz.

3.5 Tráquea

El tubo ensanchado que continúa a la laringe y está por encima de los bronquios, que se encuentra tapizado por mucosa de epitelio plano estratificado. La luz del tubo se mantiene abierta por medio de una serie de cartílagos hialinos (16-20) en forma de C con la parte abierta hacia atrás, justo donde contacta con el esófago. Está recubierta por fibras musculares lisas y tejido conjuntivo elástico formando una superficie posterior plana en contacto directo con el esófago. Cuenta con células caliciformes productoras de moco de origen endodérmico. Termina a la altura de la vértebra dorsal 4, dividiéndose en dos y dando lugar a los bronquios derecho e izquierdo.

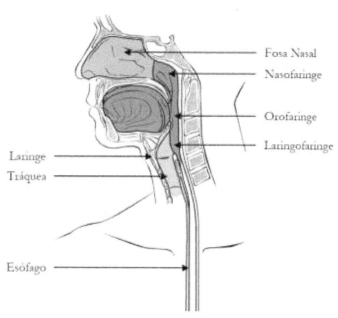

Figura 3. Ubicación de la faringe, laringe y traquea | Fuente: Anatomy and Physiology por Rice University, bajo licencia Creative Commons / Modificada.

3.6 Bronquios

Los bronquios son los órganos tubulares que continúan a la tráquea y llegan hasta los pulmones. Están formados por anillos completos de cartílago hialino. Cuenta con células caliciformes productoras de moco para humedecer el aire y eliminar residuos de origen endodérmico. Una vez dentro de los pulmones, los bronquios se dividen continuamente, de modo que cada rama corresponde a un sector definido del pulmón mediante un bronquiolo cuando su diámetro es inferior a 1 mm y ya no tienen en sus paredes ni glándulas mucosas ni cartílagos, ya que a medida que el bronquio se divide, el epitelio va cambiando. Los bronquiolos se subdividen, a su vez, en bronquiolos terminales y, finalmente, su epitelio, en parte, va a confundirse con los alvéolos y se abren directamente en su cavidad.

3.7 Pulmones

Son los órganos principales y esenciales de la respiración en número de dos, uno derecho y otro izquierdo, siendo este el que tiene un menor tamaño, ya que cubre al corazón. El pulmón derecho está dividido en tres lóbulos: superior, medio e inferior, y el izquierdo en dos. Presentan una forma de semicono de consistencia blanda y esponjosa, y están recubiertos por una membrana llamada pleura. La base, cara inferior o diafragmática es cóncava y en forma de semiluna, y se apoya en la superficie convexa del diafragma, que separa al pulmón derecho del hígado y al pulmón izquierdo del hígado, estómago y bazo. La cara que da a las costillas es grande, lisa y convexa, y se adapta a la pared torácica; y la cara interna tiene una parte vertebral cercana a la columna vertebral y otra mediastínica, que presenta depresiones debido al corazón y los grandes vasos como la aorta.

En el centro interno de cada pulmón se encuentra el hilio pulmonar, que es el espacio por donde entran y salen todos los elementos como arterias, venas, bronquios, nervios, vasos y ganglios linfáticos. Las arterias pulmonares en este caso llevan sangre carboxigenada a los pulmones, en donde se limpia mediante las ramas terminales de las arterias pulmonares que se ramifican en capilares que rodean las paredes de los alvéolos. Las arterias bronquiales son pequeñas y transportan sangre oxigenada para irrigar los bronquios en todas sus ramificaciones. El regreso al corazón se produce mediante las venas pulmonares que recogen la sangre oxigenada desde los pulmones y la transportan a la aurícula izquierda del corazón. Por su parte, las venas bronquiales recogen la sangre venosa procedente de los bronquios y la llevan a la vena ácigos (derecha) y la vena hemiácigos (izquierda). La unidad respiratoria son los sacos alveolares y alvéolos. Cada saco está formado por varios alvéolos y cada alvéolo es una bolsa redondeada semiabierta por un lado formada por epitelio plano simple. En los 2 pulmones hay alrededor de unos 300 millones de alvéolos. Es en este espacio donde se produce el intercambio gaseoso.

3.8 Pleuras

Son las membranas serosas que tapizan los pulmones recubriéndolos completamente. Tienen una doble capa, serosa visceral y serosa parietal, y un espacio virtual intermedio, llamado espacio pleural, ocupado por un líquido seroso lubrificante secretado por el mesotelio, llamado líquido pleural, que tiene como función el reducir el roce entre las capas parietal y visceral de cada lado para que no haya interferencias con los movimientos respiratorios. Contribuyen a mantener el pulmón expandido mediante la presión negativa que se opone a la retracción.

3.9 Pared torácica

La conforman las costillas a los lados, la columna vertebral por detrás y los cartílagos costales y el esternón por delante. Los músculos que rodean la caja torácica son los músculos intercostales a los lados, el diafragma debajo de los pulmones. El diafragma es un músculo ancho que se ubica entre el tórax y el abdomen cuya función es la contracción de sus fibras para permitir el ensanchamiento del tórax provocando la entrada de aire a los pulmones o inspiración. Tiene origen en mesodermo nuevo. La cavidad resultante en la zona media se denomina mediastino y contiene el corazón, los grandes vasos, la tráquea, los bronquios, el timo, el esófago, los nervios frénicos, los nervios vagos (X par craneal), el conducto torácico y los ganglios linfáticos. La zona está rodeada por tejido conectivo laxo y tejido adiposo.

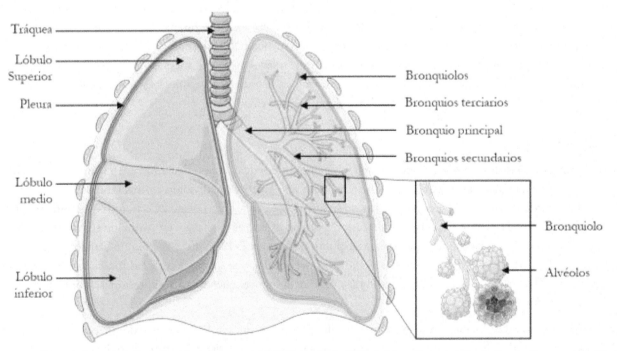

Figura 4. Anatomía de la pared torácica, pulmones y alvéolos | Fuente: Servier Medical Art por Servier, bajo licencia Creative Commons / Modificada.

4 Fisiología del sistema respiratorio

En los seres humanos el aparato respiratorio está formado por un sistema de cavidades y tubos que permiten el paso del aire desde la nariz hasta los pulmones. Dentro del sistema alveolar de los pulmones se realiza el intercambio gaseoso de manera pasiva, por difusión desde el pulmón hacia el capilar sanguíneo. Para realizar los movimientos que permiten la entrada y salida del aire, el cuerpo cuenta con un grupo de músculos que se coordinan entre sí. El sistema de conducción de gases está compuesto por:

- fosas nasales y senos,
- boca,
- epiglotis,
- faringe,
- laringe,
- tráquea,
- bronquios,
- bronquiolos.

El sistema de intercambio de gases se produce dentro de los pulmones en los alvéolos pulmonares. La función básica del aparato respiratorio es la ventilación y consiste en un proceso cíclico de varias etapas, que son inspiración y espiración, con sus pausas respectivas, llamadas apneas. El proceso de inspiración es un fenómeno activo que se realiza mediante los músculos del diafragma e intercostales externos, mientras que la espiración por lo general es un fenómeno pasivo, aunque puede aumentarse mediante la contracción muscular abdominal y torácica.

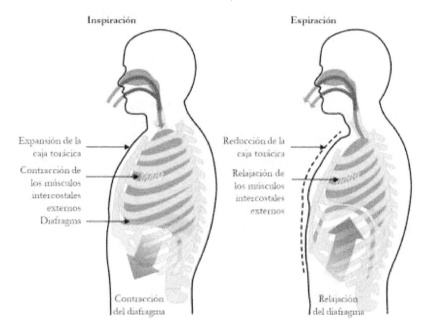

Figura 5. Representación del proceso de respiración | Fuente: Anatomy and Physiology por Rice University, bajo licencia Creative Commons / Modificada.

La respiración es el proceso de intercambio de oxígeno (O_2) y dióxido de carbono (CO_2) entre la sangre y el aire de la atmósfera que recibe el nombre de respiración externa. El proceso de intercambio de gases entre la sangre de los capilares y las células de los tejidos en donde se localizan esos capilares se llama respiración interna. La respiración externa se divide en 4 etapas principales que son: ventilación pulmonar o intercambio del aire entre la atmósfera y los alvéolos pulmonares mediante la inspiración y la espiración; difusión de gases o paso del oxígeno y del dióxido de carbono desde los alvéolos a la sangre y viceversa, desde la sangre a los alvéolos; transporte de gases por la sangre y los líquidos corporales hasta llegar a las células y viceversa; y regulación del proceso respiratorio. El éxito de la ventilación pulmonar es asegurar la renovación continua del aire en las unidades respiratorias o alvéolos, que es donde el aire está en intima conexión con la sangre. Cuando los alvéolos tienen aire nuevo este ha de pasar de los alvéolos a la sangre y el dióxido de carbono (CO_2) ha de hacer el camino inverso. Para ello, las paredes alveolares son muy delgadas y sobre ellas hay una red de capilares interconectados entre sí. La difusión del oxígeno y del dióxido de carbono a través de la membrana respiratoria se produce en menos de 1 segundo.

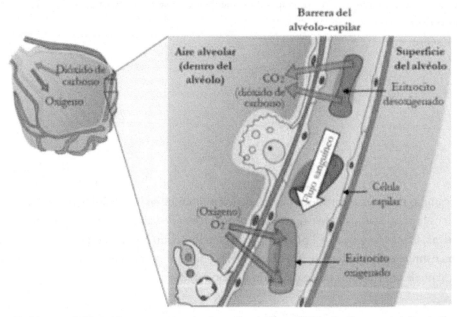

Figura 5. Representación del proceso de difusión de gases entre el aveolo y los capilares | Fuente: Wikimedia Commons, bajo licencia Creative Commons / Modificada.

Una vez que el oxígeno (O_2) ha atravesado la membrana respiratoria y llega a la sangre pulmonar, se combina con la hemoglobina (Hb) que lo transporta hasta los capilares de los tejidos para que pueda difundir al interior de las células. Cualquier factor que cambie la configuración de la Hb puede afectar su habilidad para unir oxígeno. El oxígeno también puede circular en el plasma en menor proporción. Como resultado del metabolismo celular se forma dióxido de carbono (CO_2) que es recogido por la sangre y llevado hasta los pulmones. La sangre puede transportarlo combinado con la hemoglobina (Hb) (20 %), en forma de bicarbonato (73 %) o en solución simple (7 %).

La **regulación de la respiración** puede ser mediante un proceso del sistema nervioso o químico. El proceso nervioso supone la descarga rítmica de neuronas motoras situadas en la médula espinal que se encargan de inervar los músculos inspiratorios. Las motoneuronas espinales están controladas por 2 mecanismos nerviosos separados e interdependientes que son un sistema voluntario localizado en la corteza cerebral y otro sistema automático e involuntario. Las neuronas especializadas constituyen el centro respiratorio (CR) que chequean el nivel de gases en la sangre arterial. Es el control químico de la respiración.

5 Descodificación biológica del sistema respiratorio

5.1 Capas embrionarias, tejido y conflictos por órganos

Endodermo	Mesodermo Antiguo	Mesodermo Nuevo	Ectodermo
Tejido adenoideo o glandular. Capa submucosa.	Tejido mesotelial. Capa serosa.	Tejido conjuntivo. Músculo estriado, huesos, articulaciones.	Epitelio plano estratificado. Capa mucosa.
Conflicto: Arcaico o vital, supervivencia.	Conflicto: Agresión.	Conflicto: Rendimiento, desvalorización.	Conflicto: Relaciones en el territorio. Pánico, invasión, amenaza.
- Faringe: submucosa - Alvéolos pulmonares - Células caliciformes traqueobronquiales - Músculo liso	- Pleura	- Cartílagos - Huesos - Musculatura estriada - Ligamentos - Sistema linfático - Vasos sanguíneos - Sangre	-Membrana nasal y senos -Faringe: mucosa -Laringe -Tráquea -Bronquios -Bronquiolos: mucosa

6 Estudio por órganos

6.1 Fosas nasales y senos

- **ECTODERMO: MUCOSA DE RECUBRIMIENTO**

Comprende a la membrana nasal, los senos nasales y paranasales, que están recubiertos de mucosa de origen ectodérmico. FH en corteza sensorial existiendo correlación cruzada cerebro órgano.

Conflicto:

Algo huele mal (real, simbólico, virtual o imaginario), es feo y apesta. Mucha presión ambiental. Mal ambiente (discusiones, malas miradas, tensión, peleas), "esto no presagia nada bueno".

Fases de la enfermedad:

FA: La mucosa nasal se ulcera para permitir el paso de más aire o se reseca por disminución de la capa mucosa.

PCL: Se produce regeneración celular y hay inflamación de los tejidos, y por consecuencia, un aumento del edema que puede provocar una disminución de la luz de la cavidad, aumento del moco, congestión nasal, anosmia y sangrado de la mucosa junto a dolor de cabeza.

Síntomas o patologías asociados:

Nariz seca

Síntoma de fase activa por ulceración de mucosa, picor, sonado que deja hilillos de sangre. En repeticiones de conflicto aparecen costras.

Congestión nasal

Mucosidad nasal que pasa de transparente a moco amarillo o verdoso, resfriado, rinitis, carcinoma de nariz.

Estornudos o salva de estornudos y escalofríos

Suceden en la crisis épica.

Pólipos nasales

Crecimientos indoloros que pueden causar perdida de olfato, no cancerosos, que pueden provocar infecciones. Se producen por conflictos recidivantes.

Sinusitis

Inflamación del tejido que recubre los senos paranasales que aparece con el Síndrome de Túbulo Colector Renal.

En los senos la actividad conflictual es más intensa y profunda, como vivir situaciones de intento de equilibrar de presiones (presión familiar, personal, laboral), sentir angustia e invasión de algo/alguien.

Según la localización se agregan las siguientes connotaciones:
- frontal (peligro por arriba),
- etmoidal (peligro en la intimidad),
- esfenoidal (peligro aún más íntimo),
- maxilar (peligro por delante).

Gripe

Es un síndrome que cursa con distintos síntomas. Fase de reparación de un conflicto de contrariedad relacional (bronca, discusión, malestar) al que se suman los distintos síntomas.
- Dolor muscular: impotencia.
- Vómitos: inaceptable.
- Resfrío: algo apesta.

▪ PALABRAS CLAVE DE LA NARIZ

Irritar, irritación, expulsar, sacar, detectar, adivinar, investigar, sospechar, intuir, suspicacia, retener, peligro, oler, olor, huele, ocultar, enojarse, mal ambiente, apesta.

6.2   Faringe

La submucosa faríngea, amígdalas y vegetaciones son endodérmicas y está recubierta por epitelio escamoso de origen ectodérmico.

- **ENDODERMO: SUBMUCOSA FARÍNGEA, AMÍGDALAS Y VEGETACIONES**

  Conflicto:

  Atrapar el bocado.

  Fases de la enfermedad:

  FA: Picor, a menudo aumento de salivación, adenoma faríngeo.

  PCL: Congestión, inflamación con enrojecimiento dolor, secreción, absceso si existen los microorganismos apropiados.

  Síntomas y patologías asociados:

  Adenoma faríngeo

  Tiene distintas ubicaciones como cáncer de nasofaringe o cavum y carcinoma de orofaringe. Son tumores poco frecuentes. Algunos síntomas en FA son molestias al tragar, dolor de oído, bulto o llaga que tarda en cicatrizar y dificultad para hablar. En PCL fiebre o febrícula.

  Amigdalitis

  Inflamación de las amígdalas que produce hinchazón, dolor de garganta, dificultades para tragar, mal aliento y sensibilidad de ganglios linfáticos del cuello; aparece en fase de resolución.

  Faringitis

  Inflamación de la mucosa de la faringe que produce molestia, carraspera, hinchazón de garganta, dolor al tragar y que aparece en fase de resolución.

  Ronquido

  Se produce por acumulación de tejido cicatrizal por sucesivos procesos de reparación de conflictos de atrapar el bocado (faringe, amígdalas) y puede sumarse el conflicto de "esto apesta" (nariz o senos).

- **PALABRAS RELACIONADAS CON LA FARINGE**

  Atrapar, querer y no poder, necesidad, obtener, pillar, conseguir, apoderarse, retener, soltar, eliminar, sacar, dejar, "*tengo ganas de*", escupir.

6.3   Laringe

Revestimiento de la laringe formado por epitelio de origen ectodérmico que sigue el modelo epitelial. Tiene una capa muscular mesodérmica controlada por la corteza motriz ectodérmica y posee cartílagos laríngeos. La capa muscular, además de participar en la respiración, permite la fonación por el movimiento de las cuerdas vocales. El Foco de Hamer se encuentra en la corteza territorial izquierda (sentir femenino).

- **ECTODERMO: CAPA MUSCULAR Y CONTROL NEUROMUSCULAR (FH CORTEZA MOTORA TEMPORAL IZQUIERDA)**

Conflicto:

De pánico, susto, terror por un peligro inesperado que provoca sentirse bloqueado, petrificado, quieto, sin poder moverse ni gritar ante un agresor en el sentir femenino. Es estar "muerto/a de miedo".

La experiencia femenina de pánico la vive una mujer diestra normohormonada y un hombre diestro con cambios hormonales. Se trata de miedo con total impotencia como muerto de miedo, quedarse sin palabras o paralizarse.

La experiencia masculina de miedo con impotencia e importante sensación de bloqueo paralizante ante un agresor que invade o amenaza en el territorio la vive un hombre zurdo normohormonado y una mujer zurda con cambios hormonales. El impacto en todos los casos es en el FH del lado izquierdo.

Fases de la enfermedad: Musculatura laríngea

FA: La función motora de la musculatura laríngea es controlada desde la corteza motora cerebral, que en fase activa produce una disminución de actividad o parálisis parcial que afecta a la respiración (disnea) con dificultad espiratoria y al habla (se habla bajo, pérdida de voz) por parálisis de cuerdas vocales con el sentido biológico de no atraer al depredador. La magnitud de la parálisis dependerá de la magnitud del conflicto. Se agregan al proceso de parálisis los problemas de deglución y de inspiración.

PCL: aumento o estancamiento de la parálisis que agrava la inspiración. Espasmo de la musculatura lisa laríngea (más en CE), tos severa, dificultad respiratoria, poco o ningún exudado y se compromete el habla por aumento del edema en el FH.

CE: Accesos de tos, se presenta el espasmo laríngeo (crup) y, si hay tos, a menudo se diagnostica tos ferina. Asma laríngea.

PCL-B: vuelta a la normalidad.

- **ECTODERMO: MUCOSA DE REVESTIMIENTO (FH CORTEZA SENSITIVA TEMPORAL IZQUIERDA)**

Conflicto de la mucosa:

Experiencia femenina de susto o miedo vivido, con la sensación de estar separado de algo que se quiere tener o no tener en la boca o garganta, como la palabra correcta, la petición adecuada, el grito o el silencio. O un conflicto masculino de miedo territorial a la amenaza o invasión según lateralidad y estado hormonal.

La experiencia femenina de pánico la vive una mujer diestra normohormonada y un hombre diestro con cambios hormonales. Se trata de miedo con total impotencia como muerto de miedo, quedarse sin palabras o paralizarse.

La experiencia masculina de miedo con impotencia e importante sensación de bloqueo paralizante ante un agresor que invade o amenaza en el territorio la vive un hombre zurdo normohormonado y una mujer zurda con cambios hormonales.

Fases de la enfermedad: Mucosa laríngea

FA: La mucosa laríngea se ulcera para permitir el paso de más aire y es probable que se modifique la voz (disfonía). Durante la fase de ulceración puede haber un ligero dolor de garganta o cambiar la voz por hiposensibilidad de cuerdas vocales, aunque, por lo general, no hay síntomas. Inspiración alargada. Sigue patrón de sensibilidad externa.

PCL: Regeneración celular con inflamación de los tejidos con la consecuencia de un aumento del edema que puede provocar una disminución de la luz de la laringe, disnea, tos, dolor y picor. En caso de mayor masa conflictual, carcinoma laríngeo.

CE: ataques de tos y crisis de ausencia.

Conflictos recidivantes: Pólipos en las cuerdas vocales que son procesos cicatrizales.

Con síndrome de TCR: La denominada "difteria" es un proceso de PCL-A de laringe junto a la fase activa de un conflicto de Túbulos Colectores Renales, dando lugar al llamado síndrome. El edema generalizado aumenta la inflamación en la zona, el dolor y la respiración se ve dificultada.

Síntomas y patologías asociados:

Musculatura

Disnea

Sensación de dificultad para respirar o falta de aire que se produce en la fase activa por disminución de la actividad muscular o en fase de vagotonía por inflamación de la mucosa.

Pérdida del habla

Por falta de función de la corteza motriz en fase activa. Otros compromisos del habla, como tartamudeo o palabras entrecortadas, pueden derivarse de la afectación del área de Broca o centro motor de la articulación de la palabra, ubicada en la misma zona cortical.

Mucosa

Laringitis con afonía (moco con detritus)

Inflamación de la laringe desde la glotis. Produce dolor, sensación de aspereza en la garganta, tos seca, disnea y dificultad de emisión de la voz.

Pólipos en las cuerdas vocales

Crecimiento en las cuerdas vocales por queratinización del epitelio.

Cáncer laríngeo (carcinoma)

Crecimiento celular que se detecta ante dolor de garganta, cambios en la voz o ronquera que no se alivia con tratamientos.

- **PALABRAS RELATIVAS A LA LARINGE**

  Espanto, espantarse, espantoso, pavor, terror, pánico, susto, expresar, mutismo, mutis, secreto, aullar, aullido, ladrar.

6.4 Tráquea y bronquios

Engloba el revestimiento mucoso de la tráquea y del bronquio formado por epitelio de origen ectodérmico y su capa muscular. El Foco de Hamer se encuentra en la corteza territorial derecha (sentir masculino). En la tráquea y los bronquios hay células llamadas caliciformes, de origen endodérmico, que son células con forma de cáliz presentando un núcleo basal y un citoplasma cargado de moco para acometer su función, ya que protege y lubrica la superficie interna de los órganos sobre los que se ubican.

- **ENDODERMO: CÉLULAS CALICIFORMES**

  Conflicto:

  Arcaico vital, de atrapar el bocado de aire con miedo a morir por sofocación, a asfixiarse o miedo a no recibir suficiente aire.

  Fases de la enfermedad endodermo:

  FA: Crecimiento celular con aumento de secreción de moco.

  PCL: Degradación con micobacterias (TBC) tuberculosis. Tos productiva con moco amarillo purulento, sudores nocturnos.

  Con TCR: Neumonía en fase de resolución de conflicto de células caliciformes bronquiales (endodérmicas) junto a la fase activa de Túbulo colector renal (el síndrome). Si la masa conflictual es muy amplia, la lisis neumónica puede ser mortal.

  Síntomas y patologías asociados:

  Carcinoma intrabronquial de células caliciformes

  Se produce en fase activa del conflicto con el fin de aumentar la secreción de moco y poder entrar más aire.

  Neumonía (ver el mismo síntoma en alvéolo pulmonar y bronquios)

  Infección e inflamación de los cálices bronquiales, que se llenan de líquido o pus, provocando flemas pegajosas que cierran los espacios tubulares respiratorios, dificultando la respiración. Puede llegar a los alvéolos pulmonares. Los síntomas pueden ser dolor en el pecho o en el costado afectado al respirar o toser, tos productiva, fiebre y escalofríos, fatiga y dificultad respiratoria.

- **ECTODERMO: MOTRICIDAD DE TRÁQUEA Y BRONQUIOS (FH CORTEZA MOTORA TEMPORAL DERECHA)**

  La musculatura lisa traqueo-bronquial es de origen mesodérmico nuevo y está controlada por la corteza motora ectodérmica.

  Conflicto:

  En un hombre diestro normohormonado y una mujer diestra con cambios hormonales, el sentir es principalmente masculino de miedo ante amenaza territorial o invasión, terror o susto dentro del dominio territorial. El adversario aún no está en el territorio, pero el peligro o amenaza es inminente.

  En un hombre zurdo con cambios hormonales y una mujer zurda normohormonada el sentir es de miedo y pánico con impotencia (quedarse sin palabras) ante un agresor que se acerca.

  Fases de la enfermedad:

  Muscular: Es controlada por la corteza motriz, por lo que en fase activa no hay una reducción celular, sino una disminución de la función ya que sigue el patrón oncoequivalente.

  FA: Parálisis muscular parcial, dificultad respiratoria o disnea en fase de inspiración, tos no productiva o seca.

  PCL: Primero continúa la parálisis hasta que comienzan las contracciones o espasmos musculares, lo que aumenta la tos por las convulsiones de la musculatura bronquial. La tos es sin moco o no productiva.

  CE: accesos de tos, tos seca, broncoespasmos.

- **ECTODERMO: MUCOSA DE REVESTIMIENTO DE TRÁQUEA Y BRONQUIOS (CORTEZA SENSITIVA TERRITORIAL DERECHA)**

Conflicto:

En un hombre diestro normohormonado y una mujer diestra con cambios hormonales, el sentir es principalmente de miedo o susto territorial ante amenaza o invasión del espacio. Terror o susto dentro del dominio territorial y querer separarse del otro. El adversario aún no está en el territorio, pero el peligro o amenaza es inminente.

Fases de la enfermedad:

Mucosa

FA: Ulceración con poco síntoma detectable con patrón de sensibilidad externa.

PCL: Inflamación durante la reparación celular con sonidos sibilantes. Moco que pasa de transparente a amarillo verdoso con mal olor (por bacterias agregadas), tos productiva, hemoptisis (sangre) y el edema puede obstruir produciendo escasa o poca entrada de aire, lo que da lugar a atelectasia bronquial. Otros síntomas son bronquitis, carcinoma traqueobronquial, traqueítis.

CE: Accesos de tos, tos convulsa o tos ferina (infección bacteriana).

Si se presenta fiebre alta se debe a un proceso de endodermo concomitante en fase de PCL.

Sentido biológico en FA: la mucosa traqueal o bronquial se ulcera para permitir el paso de más aire.

Síntomas y patologías asociados:

Muscular

Broncoespasmo

Es una respuesta broncoconstrictora exagerada frente a estímulos diversos que induce a la aparición de disnea, tos, sibilancias, opresión en el pecho y dolor torácico.

Mucosa

Bronquitis

Inflamación de la mucosa bronquial que puede presentarse con síntomas como tos persistente productiva, fatiga, dolor de garganta y del pecho, silbidos al respirar, y fiebre o febrícula.

Bronquiolitis

Inflamación de los bronquiolos que aparece con mayor frecuencia en bebes de dos meses. La tonalidad del conflicto es de miedo o angustia profunda. La sensación de peligro aparece porque se siente que la persona que cuida no da seguridad.

Bronquiectasia

Dilatación anormal y permanente de bronquios debido al debilitamiento de los componentes musculares y elásticos en sus paredes. La tracción elástica de los alvéolos que los rodean actuaría sobre las paredes alteradas, provocando su dilatación.

Atelectasia

Colapso de una parte del pulmón por imposibilidad del paso del aire a través de los bronquios.

- **PALABRAS RELATIVAS A TRÁQUEA Y BRONQUIOS**

  Amenaza, peligro, inminencia, intruso, intrusión, ocupación, intromisión, enemigo, vigilancia…

6.5 Alvéolos pulmonares

Es el área de intercambio de gases a nivel pulmonar. La unidad respiratoria son los sacos alveolares y alvéolos. Cada saco está formado por varios alvéolos y cada alvéolo es una bolsa redondeada semiabierta por un lado formada por epitelio plano simple. En los 2 pulmones hay alrededor de unos 300 millones de alvéolos. Es en este espacio donde se produce el intercambio gaseoso.

- **ENDODERMO: ALVÉOLOS**

  Conflicto:

  El conflicto es arcaico de *miedo a morir* por no recibir más aire. Necesidad junto a la imposibilidad de sobrevivir, de seguir vivo, de respirar. La reacción conflictual de temer por la vida puede ser por la propia persona (varios nódulos) o por otras personas (un nódulo), como, por ejemplo, recibir la noticia de que un familiar está enfermo.

  Temor de no ser capaz de volver a tomar aire.

  En células caliciformes es miedo a morirse ahogado, asfixiado, sofocado o por opresión.

  Fases de la enfermedad:

  FA: El pulmón necesita más funcionalidad por lo que se harán más células alveolares. Se puede diagnosticar como adenocarcinoma pulmonar cuyo sentido biológico es aumentar la absorción de oxígeno.

  PCL: La masa de células necesita reducirse mediante descomposición micobacteriana (TBC), si están disponibles, o encapsulamiento, y la función cae drásticamente, hay baja oxigenación y sensación de respirar sin poder entrar aire, disnea, cansancio, fiebre hasta 37.5°, sudor nocturno, despertarse a las 4 de la mañana con sudor en el pecho. Las células caliciformes traqueo-bronquiales responden de la misma forma. En esta etapa no se debe realizar actividad física fuerte ni deporte. La administración de oxígeno en fase de PCL tiene un efecto paradójico ya que es altamente vagotónico (igual que la morfina).

  CE: Aparece una profusa expectoración con sangrado (hemoptisis).

  En normotonía quedan cavernas, calcificaciones, nódulos encapsulados compactos (fibroadenomas) si no hubo acción de micobacterias.

  Síntomas y patologías asociados:

  Adenocarcinoma de alvéolos pulmonares

  Crecimiento celular en fase activa en las células pequeñas y no pequeñas (carcinoma epidermoide, adenocarcinoma y carcinoma de células grandes). Algunos síntomas pueden ser tos que no varía en el tiempo, tos con sangre, falta de aire, adelgazamiento, ronquera y dolor en el pecho.

Nódulos pulmonares

En fase activa y pueden, o no, ser cancerosos. Son pequeñas masas de tejido pulmonar.

Pulmonía

Infección pulmonar en PCL, que cursa con tos y dificultad para respirar.

Neumonía

Infección e inflamación de los sacos aéreos que se llenan de líquido o material purulento por lo que cursa con dolor, disnea, fiebre, fatiga, tos con flema, sudor nocturno. Aparece en PCLA junto con el STCR.

Histoplasmosis

Infección por hongo *Histoplasma capsulatum*.

Alveolitis infantil

Proceso agudo.

Expectoración con sangre

En crisis épica.

Tuberculosis pulmonar

TBC con formación de cavernas; cursa con sudores nocturnos, fiebre, tos productiva, hemoptisis, expectoración.

Insuficiencia respiratoria

Disminución de la función respiratoria hasta un 80 % (C. estructural).

Enfisema

Retención de aire que no se elimina totalmente en espiración (hacer reserva de aire) con pérdida de elasticidad del tejido de sostén y ruptura alveolar ante un conflicto de desvalorización ligado a un conflicto de miedo a morir o de "me falta el aire". Se agrava por la presencia de una fase activa de TCR.

Fibrosis quística o mucoviscidosis

Desaparición de células pulmonares y caliciformes con relleno de las cavidades con moco pegajoso por un conflicto en curación que es continuamente interrumpido por recaídas. Ocurre desde el desarrollo embrionario, por ejemplo, cuando el cordón umbilical se obtura o se enrolla, impidiendo que llegue el aire o, en un neonato, cuando el cordón es cortado muy rápido, ya que el bebe necesita cierto tiempo para acostumbrarse a respirar independientemente.

Enfermedades profesionales: silicosis, neumoconiosis, asbestosis, alveolitis...

Aparecen en relación con polvo, humo, gases, fibras, vapores que pueden ser vividos como agentes que dañan los pulmones, lo que activa el conflicto de miedo a morir.

Aspergilosis

Es una infección causada por el moho *Aspergillus* en PCL.

Aspergiloma

Es un bulto de fibras fúngicas enredadas que se desarrolla en espacios de aire (cavidades) del pulmón como parte de la aspergilosis pulmonar crónica. Puede no producir síntomas o solo causar una tos leve.

Sarcoidosis

Es una enfermedad que aparece en fase de PCL en la que se acumulan células inflamatorias (granulomas) en muchos órganos del cuerpo, especialmente en los pulmones y en los ganglios linfáticos, provocando tos y dificultad respiratoria. Los granulomas pueden desaparecer o quedar como un quiste de tejido fibroso, lo que indica que el conflicto es recidivante.

Conflicto de miedo a morir junto a desvalorización. "No puedo respirar."

- **PALABRAS RELATIVAS A LOS ALVÉOLOS PULMONARES**

  Respirar, vivir, captar, espacio, vital, intercambiar, vacío, bombear, muerte, cielo, atmósfera, apagado…

6.6   Pleura

Es la protección de los pulmones correspondiente a la 2.ª etapa de la biología, por lo que el conflicto es de agresión en el tórax o en los pulmones.

- **MESODERMO ANTIGUO: PLEURA**

  Conflicto:

  Agresión al tórax, a los pulmones o a la cavidad torácica.

  Fases de la enfermedad:

  FA: Puede desarrollar más células (mesotelioma pleural).

  PCL: La masa de células necesita reducirse mediante descomposición bacteriana, micobacteriana o por hongos.

  Con Síndrome de Túbulo Colector Renal: aumenta la gravedad del derrame. Si es muy voluminoso causa disnea, dificultad para respirar.

  Síntomas y patologías asociados:

  Mesotelioma pleural

  Crecimiento celular plano o compacto, en fase activa, del mesotelio o pleura.

  Derrame pleural

  Exudativo o transudativo en PCL.

  El espacio virtual entre las dos hojas pleurales puede ser ocupado por agua, sangre o aire (hidro-, neumo- o hemotórax). Los síntomas son opresión respiratoria, tos, dificultad respiratoria y dolor.

- **PALABRAS RELATIVAS A LA PLEURA**

  Atacado, asfixiado.

6.7   Diafragma

Es un músculo ancho que se ubica entre el tórax y el abdomen, cuya función es la contracción de sus fibras para permitir el ensanchamiento del tórax, provocando la entrada de aire a los pulmones o inspiración. Deriva del mesodermo nuevo, del 4.º nivel cervical.

- **MESODERMO NUEVO: DIAFRAGMA**

  Conflicto:

  Responde a conflictos de rendimiento con desvalorización vivida con la tonalidad de impotencia.

  Fases de la enfermedad:

  FA: Necrosis con disminución de la actividad y dificultad respiratoria.

  PCL: Reconstrucción celular que puede ser dolorosa.

  CE: Calambres dolorosos en las costillas.

  Síntomas o patologías asociados:

  Apnea del sueño

  Bloqueo respiratorio o limitación del paso del aire durante el sueño como consecuencia de una alteración anatómico-funcional de las vías aéreas, provocando descensos de la saturación de oxihemoglobina (SaO2) y microdespertares que dan lugar a un sueño no reparador, somnolencia diurna. Uno de los músculos bloqueados es el diafragma y ocurre en fase de CE durante la vagotonía de un conflicto de sentirse rebasado, desbordado e impotente. El "bloqueo diafragmático" se debe a cualquier cambio en la forma o el ritmo de la respiración, por ejemplo, durante un microinfarto, una crisis de angustia o ataque de pánico.

- **PALABRAS RELATIVAS AL DIAFRAGMA**

  Impotencia, bombeo, expansión, rebasado, retracción…

7 Síntomas comunes a distintos procesos orgánicos

7.1 Asma

Es el cierre de la luz del tracto respiratorio que disminuye o impide la entrada de aire a los alvéolos. Es el resultado de la activación de dos programas de ubicación en zonas similares correspondientes al área bronquial y laríngea. Da como resultado una inspiración prolongada y dificultad para espirar (sibilancias). Aparece en crisis épica de dos conflictos respiratorios de corteza territorial y puede darse junto a una crisis de ausencia.

Según el Dr. Hamer, se conoce como constelación esquizofrénica asmática o estado asmático la unión de dos conflictos respiratorios a nivel de la capa muscular, tanto de bronquios como de laringe. En el foco de la derecha, el conflicto es de amenaza o invasión de territorio y a la izquierda, de pánico, miedo o terror. Hay varias posibilidades y estas dependen del sexo, la lateralidad biológica y el estado hormonal. Al solucionar uno de los dos conflictos se sale de la constelación.

En estos focos de Hamer respiratorios musculares del área territorial, laringe a la izquierda y tráquea y bronquios a la derecha, se pueden dar tres combinaciones:

- **Constelación asma bronquial:** FH motriz en hemisferio derecho (tráquea y bronquios) y cualquier foco de corteza territorial izquierda.

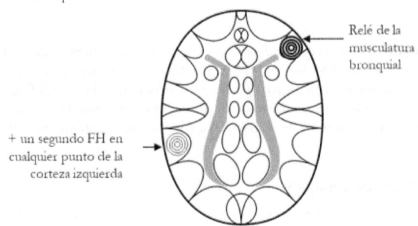

- **Constelación asma laríngeo:** FH motriz en hemisferio izquierdo (laringe) y cualquier foco de corteza territorial derecha.

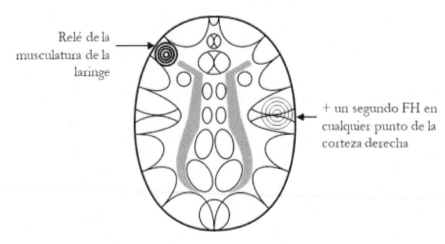

- **Estado asmático:** Ambos focos respiratorios a nivel muscular están activos, FH motriz en hemisferio derecho (tráquea y bronquios) y FH motriz en hemisferio izquierdo (laringe).

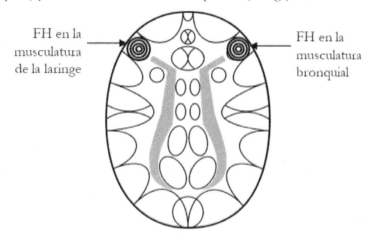

FH en la musculatura de la laringe   FH en la musculatura bronquial

7.2   Enfermedad pulmonar obstructiva crónica (EPOC)

Bajo este nombre se reúnen un grupo de síntomas en los que el común denominador es la **dificultad en el flujo de aire**, sobre todo el de salida, de los pulmones. Con mayor frecuencia puede ser concomitante con la bronquitis crónica y el enfisema pulmonar; otros trastornos pulmonares como la fibrosis quística, bronquiolitis, bronquiectasias y, sobre todo, el asma, ya que presentan características similares. Todos los síntomas están condicionados por la repetición de la actividad conflictual, lo que se conoce como conflicto recidivante o en **curación pendiente**, y aparecen en fase de PCL-A cuando se ha solucionado el conflicto. Los bronquios en PCL tienen una inflamación, lo que provoca una dificultad en la salida del aire y mocos. Cualquier raíl o situación se transforma en estímulo para desencadenar el conflicto como, por ejemplo, la tos, el moco, ahogarse, sentir que falta el aire, etc. Los propios síntomas actúan como una alarma preocupante para la persona. En el caso del enfisema, los alvéolos pulmonares que se destruyen durante un intenso y largo proceso de inflamación (reparación pendiente) no se recuperan.

Conflictos:

Los conflictos son de amenaza e invasión en el territorio para los bronquios, miedo a la sofocación para las células caliciformes bronquiales y miedo a morir para los alvéolos pulmonares.

7.3   Fobia Respiratoria

Ejemplo: Mujer diestra, 36 años, que presenta como síntomas miedo a nadar, sumergirse en el agua o a ducharse. No puede poner la cabeza debajo del chorro de la ducha por sensación de ahogamiento. De niña con 4 años la madre la pone debajo de la ducha con agua helada para castigarla, mientras lloraba por el castigo y se ahogaba. Con 8 años unos compañeros la tiran a la piscina y no sabe nadar. La fobia a meterse en la ducha o bajo el agua actúa como una manera de protegerse y no volver a repetir el evento traumático.

En los casos de fobias o alergias es importante identificar no solo el Conflicto Biológico, sino los raíles, pistas sensoriales y el contexto.

8   Cuento para pensar

–Maestro, ¿qué haces cuando despiertas?

–Hijo, respiro.

–¿Y cuándo te duermes?

–Respiro.

–¿Y durante todo el día?

–Respiro.

–Pero Maestro, ¿y no haces nada más importante, como trabajar o relacionarte con los demás?

–Hijo, tú puedes estar toda una vida sin trabajar ni relacionarte, días sin comer ni tomar agua, pero ni un minuto sin respirar. ¿Qué es lo importante para ti?

CAPÍTULO 3.
SISTEMA CARDIOVASCULAR

1 Introducción al sistema cardiovascular

El sistema cardíaco está compuesto fundamentalmente por el corazón y los vasos que entran o salen del órgano. El corazón es un órgano que tiene como funciones la nutrición y oxigenación del organismo entero, la recogida de los desechos para ser depurados y otras funciones, como percibir la presión mediante baroreceptores de las paredes auriculares y secretar un péptido, llamado natriurético auricular, que comunica al riñón la necesidad de eliminar orina y sodio, y produce vasodilatación de vasos sanguíneos. Tiene que contar con la fuerza y energía suficientes para poder llegar a cada una de las células del organismo, por lo que en primer lugar se tiene que nutrir y limpiar a sí mismo como órgano. De esto se encargan las arterias y venas coronarias. Cuenta con un sistema de aurículas que reciben la sangre (endodermo, mesencéfalo), un sistema valvular o compuertas para el paso de una cavidad a otra (mesodermo nuevo, sustancia blanca) y un sistema de ventrículos encargado de enviar la sangre hacia fuera del corazón (mesodermo nuevo, sustancia blanca). La parte inferior del corazón está compuesta por un músculo llamado miocardio (mesodermo nuevo). Este músculo actúa de forma involuntaria, a diferencia de otros músculos que podemos mover según nuestra voluntad o intención. El corazón se nutre mediante el sistema vascular de arterias coronarias (ectodermo, corteza cerebral territorial). Esta última capa embrionaria está en relación con los llamados conflictos de territorio, solo en parte, ya que son a los que afecta la polaridad.

Algunas especies animales mantienen territorios con límites bien definidos, donde viven y encuentran los recursos necesarios para su supervivencia y su reproducción. La vigilancia territorial responde a una conducta instintiva, ya que en el momento en que este ya no es un espacio seguro, el animal entra en estrés biológico. El establecimiento de un territorio es clave, pues los machos no territoriales son responsables de un bajo porcentaje de las fecundaciones. El ciervo, que ha adquirido en la lucha un territorio del que se ha convertido en jefe, considera a todas las hembras ciervas de ese territorio como de su propiedad. Cuando un rival viene a hacer incursión en su territorio, todo el mecanismo de territorio se encuentra perturbado: de hecho, si el ciervo no llega a defender su territorio, será expulsado. Como también el territorio comporta el derecho y el deber para el ciervo de cubrir a sus ciervas, el conflicto de territorio es para él un conflicto sexual. El ciervo puede igualmente sufrir ese conflicto si una cierva sale de su territorio y él no consigue hacerla volver.

El conflicto de territorio de un ciervo, con todo lo que ello implica, es el conflicto sexual del ciervo. Por analogía ocurre lo mismo con el ser humano. El hombre manifiesta un comportamiento típicamente territorial, y puede representar formas diversas (casa, trabajo, familia, poder, propiedades, coche, dinero, autoridad, etc.). La mujer también puede ser el objeto de un conflicto de territorio. Las formas arcaicas de respuesta ante situaciones de estrés, por ejemplo en relación con el territorio, responden a conductas de supervivencia. Son los conflictos correspondientes a la 4.ª etapa de la biología o ectodermo, en la que, debido a la evolución del ser humano, será también vital el encuentro con el otro. Los conflictos de la 4.ª etapa de la biología se localizan en el córtex de los hemisferios derecho e izquierdo. En esta parte de cerebro se ubican:

- focos neutros,
- 10 focos sexuales dependientes de la polaridad; 5 focos femeninos (hemisferio izquierdo) y 5 focos masculinos (hemisferio derecho). El primer foco, observado en la parte anterior temporal, es doble y los otros tres son únicos.

Los conflictos vividos en el hemisferio derecho en un hombre diestro o mujer zurda son en polaridad masculina. Los conflictos vividos en el hemisferio izquierdo en un hombre zurdo o mujer diestra son en polaridad femenina. Los focos sexuales territoriales dependen de la regulación hormonal y en cada momento puede haber un solo hemisferio activo, que puede ser el cerebro izquierdo ($\female$) o el cerebro derecho ($\male$). No pueden estar activos los dos hemisferios al mismo tiempo. En las personas zurdas el sentir es a la inversa que para los diestros. Esto supondrá que para un mismo síntoma el sentir puede ser diferente. La biología ha previsto este mecanismo por eficiencia. En personas zurdas o con la polaridad basculada los órganos asociados al córtex no cambian. Cambia el sentir.

Los órganos asociados al neocórtex tienen una respuesta biológica diferente a los órganos asociados al paleocórtex. En este último, durante la fase de estrés, la fase activa, el cuerpo multiplica las células o crea masa y en fase de reparación, el cuerpo vacía o destruye estas multiplicaciones. En conflictos de neoencéfalo en fase de estrés o activa, el cuerpo vacía y destruye células, y en fase de reparación, multiplica células.

La propuesta principal del ectodermo es: "Estoy en interacción permanente con el entorno y los demás, entro en relación, me comunico y tengo una vida social". Alrededor de esta dinámica van a armarse estrategias de adaptación, mecanismos de defensa, que serán la base de los diferentes conflictos asociados con esta experiencia de la vida social. En esa vida social aparecen los conflictos de movimiento, de territorio, los grandes miedos, los conflictos de separación, de contacto impuesto y conflictos de identidad.

Específicamente a nivel territorial los conflictos giran alrededor de:
- marcaje u organización,
- invasión,
- pérdida,
- pertenencia,
- identidad,
- frustración sexual y afectiva,
- pánico o terror,
- enojo, enfado, rabia, rencor…

La noción de territorio en los seres humanos se ha de observar dentro del lenguaje del inconsciente y es muy amplia. El territorio no es necesariamente un espacio, sino posesiones, bienes, actividades o personas. Le acompaña una noción de pertenencia y propiedad, surgiendo la identidad. Es mío y no del otro. El ser humano está en una evolución que camina hacia valores humanos como el compartir, respetar, aceptar e integrar las vivencias propias y de sus congéneres, el vivir y dejar vivir en libertad, o el ser feliz. La polaridad solo aplica en conflictos territoriales: un hombre zurdo tendrá el sentir de una mujer diestra aplicando corteza periinsular izquierda y una mujer zurda, el sentir de un hombre diestro aplicando corteza periinsular derecha.

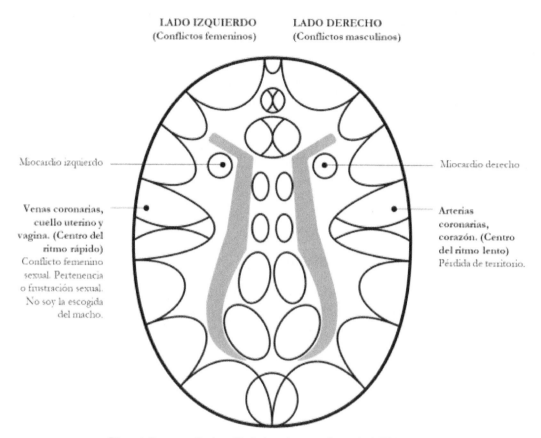

Figura 1. Representación de conflictología en sistema cardiovascular | Elaboración propia.

2 Embriología

El sistema cardiovascular en embriología clásica tiene origen mesodérmico. Se inicia la formación en una etapa temprana, hacia el día 22, cuando se forman los tubos cardíacos que luego se unirán en uno solo constituido por un tubo endocárdico interno y una hoja miocárdica externa. Entre las semanas 4 y 7, este órgano se divide en una estructura típica con 4 cámaras y se inicia la formación de los tabiques cardíacos gracias a las almohadillas endocárdicas en el canal auriculoventricular en la región troncoconal, y posteriormente se tabican aurículas y ventrículos. Al nacer se produce el cierre del agujero oval por aumento de la presión en la aurícula izquierda, cuando el *septum primum* es presionado contra el *septum secundum*, en el primer llanto del neonato.

A nivel vascular arterial, hay 3 elementos importantes derivados del sistema original, que son el cayado aórtico (4.° arco aórtico), la arteria pulmonar (6.° arco aórtico) –que durante la vida intrauterina se comunica con la aorta por el conducto arterioso– y la arteria subclavia derecha –que se origina por el 4° arco aórtico derecho, porción distal de la aorta dorsal derecha y la séptima arteria intersegmentaria. El sistema venoso deriva de 3 elementos, que son el sistema onfalomensentérico –que se transforma en sistema porta–, el sistema cardinal –que forma el sistema de la vena cava– y el sistema umbilical –que desaparece después del nacimiento.

2.1 Modelo epidérmico y gaznate

Modelo epidérmico	Modelo gaznate
No está implicado en el sistema	Arteria y vena coronaria
	Arco aórtico
	Arteria carótidas

3 Anatomía del sistema cardiovascular

El sistema cardiocirculatorio es el encargado de llevar a las células los nutrientes y oxígeno necesarios para su metabolismo, a la vez que se encarga de recoger los productos de desecho y el CO_2 resultantes de este metabolismo celular. Este sistema está compuesto por la sangre, los vasos sanguíneos y el corazón. Cuenta con dos tipos de circulación para realizarla su función:

- **Circulación mayor o sistémica.** Va desde el corazón (ventrículo izquierdo) al resto de los órganos del cuerpo, llevando sangre oxigenada, y regresa al corazón (aurícula derecha), llevando sangre poco oxigenada.

- **Circulación menor o pulmonar.** Lleva sangre poco oxigenada desde el corazón (ventrículo derecho) a los pulmones para oxigenarla y posteriormente devolverla al corazón (aurícula izquierda) para poder repartirla después por todo el organismo por medio de la circulación mayor.

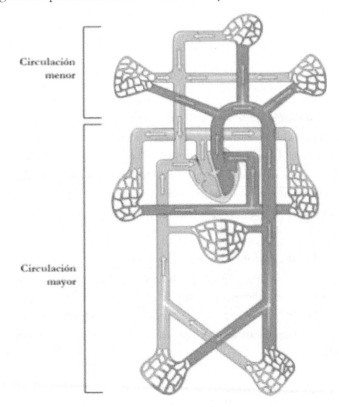

Figura 2. Representación de la circulación menor y mayor | Fuente: Servier Medical Art por Servier, bajo licencia Creative Commons / Modificada.

3.1 Sangre

Formada por plasma y distintos tipos de células o elementos formes, se encarga del transporte de nutrientes, productos de desecho, oxígeno y CO_2. También es la responsable de la defensa del organismo de los patógenos, sus toxinas y de la coagulación sanguínea por rotura de un vaso. La sangre se puede clasificar en arterial, de color rojo intenso y rica en oxígeno procedente de los pulmones, y venosa, de color rojo oscuro y pobre en oxígeno, cuando su destino son los pulmones. Toda la sangre es de origen mesodérmico nuevo.

3.2 Vasos sanguíneos

Son conductos huecos de paredes musculares por donde discurre la sangre. Existen tres tipos de vasos: **arterias, venas** y **capilares**; y la mayor parte son de origen mesodérmico nuevo, excepto los grandes vasos del sistema aórtico, cuyo origen es ectodérmico.

Las **arterias** llevan la sangre desde el corazón al resto del organismo. Se caracterizan porque "tienen pulso", es decir, transmiten el latido cardíaco (la sístole); cuando se rompe una arteria y sale la sangre al exterior, esta sale como a borbotones debido a ese impulso. Tienen una capa media muscular que les confiere la propiedad de contraerse o dilatarse actuando sobre la tensión arterial al variar la capacidad del aparato circulatorio. Algunas de las arterias más importantes son la aorta y la pulmonar.La arteria es un vaso o conducto que se encarga de llevar la sangre oxigenada desde el corazón hacia las demás partes del cuerpo. En ese sentido, cumple la tarea inversa de las venas, que trasladan la sangre desde los capilares hacia el corazón. En ambos casos hay excepciones. Estos vasos sanguíneos están formados por tres capas: una externa o adventicia (de tejido conjuntivo), una media (con fibras musculares) y una interna o íntima (compuesta por el endotelio y una capa conjuntiva subendotelial).

Las **venas** transportan la sangre desde el organismo hacia el corazón. Son aquellos vasos que llevan la sangre "sucia" de todo el organismo hacia el corazón. Las venas "no tienen pulso". Al llevar la sangre de los miembros inferiores hacia arriba deben luchar contra la gravedad y, para ello, tienen por dentro unas válvulas que impiden que la sangre retroceda. Tienen una consistencia muy fina y cuando se rompen y sale la sangre al exterior, esta mana como un grifo y no de forma pulsátil. Alguna de las venas más importantes son la cava superior, la cava inferior y las pulmonares.

Los **capilares** son los vasos donde tienen lugar el intercambio de sustancias entre la sangre y los tejidos. En los alvéolos, intercambio de gases entre la sangre y el aire inspirado.

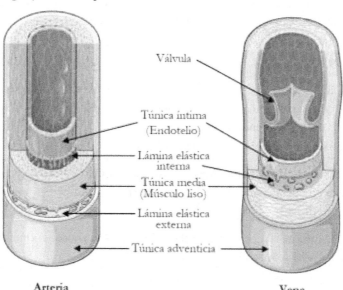

Figura 3. Composición de las venas y arterias | Fuente: Servier Medical Art por Servier, bajo licencia Creative Commons / Modificada.

3.3 Vasos y nódulos o ganglios linfáticos

El sistema linfático trabaja en conjunto con el sistema circulatorio y se ramifica como el resto de vasos sanguíneos en todos los tejidos del cuerpo. La sangre que pasa a través de los capilares arteriales o venosos no siempre es totalmente recogida quedando desechos líquidos celulares y metabólicos que llenan el espacio intersticial. Los capilares linfáticos recogen este líquido y lo envían mediante la contracción de la musculatura lisa de los vasos linfáticos hacia los ganglios ubicados a lo largo de todo el cuerpo. Estos filtran los desechos celulares de la linfa y el resto líquido regresa al torrente sanguíneo para ser depurado en hígado o riñón. Los FH están en Mesodermo Nuevo existiendo correlación cruzada cerebro órgano. Los músculos lisos de los vasos tienen sus FH en Mesencéfalo.

3.4   Corazón

Con forma de cono invertido y ligeramente desplazado hacia la izquierda, se aloja entre los pulmones. Es un órgano hueco formado por cuatro cavidades; dos cavidades superiores independientes entre sí o **aurículas** (endodermo), y dos cavidades inferiores también independientes entre sí o **ventrículos** (mesodermo nuevo). La aurícula derecha comunica con las venas cavas superior e inferior, y con el ventrículo derecho a través de la válvula tricúspide; del ventrículo derecho nace la arteria pulmonar que se bifurca hacia ambos pulmones. La aurícula izquierda comunica con las venas pulmonares y con el ventrículo izquierdo mediante la válvula bicúspide o mitral; del ventrículo izquierdo nace la arteria aorta. Ambas válvulas permiten el flujo de la sangre desde las aurículas a los ventrículos, y no al contrario.

Las válvulas están formadas por membranas finas pero resistentes a la presión que se abren o cierran para permitir el paso de la sangre y luego evitar su retroceso. Tienen como función mantener aislado el flujo sanguíneo por un instante en alguna de las cuatro cavidades e impedir el retroceso de la sangre. Con las diferentes contracciones del corazón, sus cuatro cavidades también se contraen en una secuencia determinada para poder bombear la sangre en una dirección. Sin las válvulas, la sangre volvería a la cavidad después de la contracción, con lo cual el corazón no cumpliría su propósito de irrigar sangre al resto del cuerpo. Están compuestas por una membrana endotelial del mismo tipo que la que recubre el corazón y los vasos. Los movimientos de apertura y cierre se realizan mediante unas fibras musculares que contiene en su interior. Hay 4 válvulas, dos separan las aurículas de los ventrículos y las otras dos están a la salida de las arterias pulmonar y aorta. Las cuatro válvulas mantienen la lateralidad del corazón, siendo el lado masculino el izquierdo y el femenino el derecho.

Recordatorio: La parte derecha del corazón no se comunica directamente con la parte izquierda. Las aurículas reciben sangre del cuerpo, los ventrículos envían sangre a otras partes del organismo.

- **CAPAS DEL CORAZÓN**

Endocardio: Membrana serosa de revestimiento interno de origen mesodérmico (células endoteliales igual que los vasos sanguíneos) con la cual entra en contacto la sangre. Incluye fibras elásticas y de colágeno, vasos sanguíneos y fibras musculares especializadas, las cuales se denominan fibras de Purkinje. En su estructura encontramos las trabéculas carnosas, que dan resistencia para aumentar la contracción del corazón.

Miocardio: Masa muscular contráctil, mesodermo nuevo. El músculo cardíaco, propiamente dicho, encargado de impulsar la sangre por el cuerpo mediante su contracción. Encontramos también en esta capa tejido conectivo, capilares sanguíneos, capilares linfáticos y fibras nerviosas.

Epicardio: Capa fina serosa mesotelial que envuelve al corazón llevando consigo capilares y fibras nerviosas. Esta capa se considera parte del pericardio seroso, mesodermo antiguo.

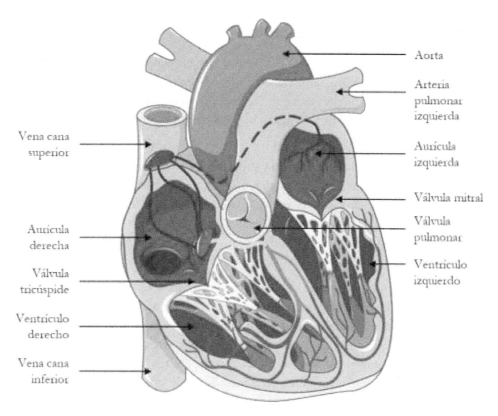

Figura 4. Anatomía del corazón | Fuente: Servier Medical Art por Servier, bajo licencia Creative Commons / Modificada.

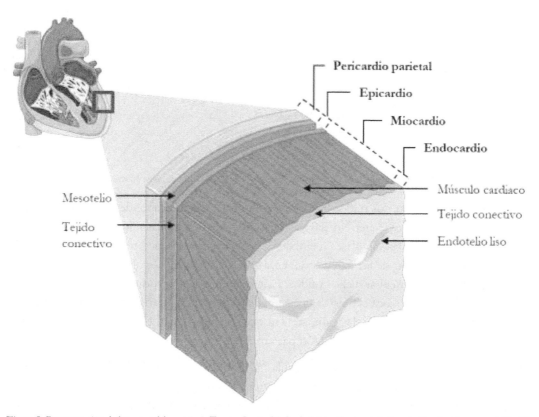

Figura 5. Representación de las capas del corazón | Fuente: Servier Medical Art por Servier, bajo licencia Creative Commons / Modificada.

4 Fisiología del sistema cardiovascular

Cada latido del corazón lleva consigo una secuencia de eventos que en conjunto forman el ciclo cardíaco, constando principalmente de tres etapas: sístole auricular, sístole ventricular y diástole. El ciclo cardíaco hace que el corazón alterne entre una contracción y una relajación aproximadamente 72 veces por minuto, es decir, el ciclo cardíaco dura unos 0.8 segundos. Para que exista paso de sangre de una cavidad a otra del corazón, la presión de la cavidad impulsora ha de ser siempre mayor que la de la cavidad receptora.

Durante la sístole auricular, las aurículas se contraen y proyectan la sangre hacia los ventrículos, si bien este paso de sangre es esencialmente pasivo, por lo que la contracción auricular participa poco en condiciones de reposo, pero sí que cobra importancia durante el ejercicio físico. Una vez que la sangre ha sido expulsada de las aurículas, las válvulas atrioventriculares entre las aurículas y los ventrículos se cierran. Esto evita el reflujo de sangre hacia las aurículas. El cierre de estas válvulas produce el sonido familiar del latido del corazón y dura aproximadamente 0.1 s. En este momento el volumen ventricular es máximo, denominándose volumen de fin de diástole o telediastólico.

La sístole ventricular implica la contracción de los ventrículos, expulsando la sangre hacia el aparato circulatorio. En esta fase se contrae primeramente la pared del ventrículo sin que haya paso de sangre, porque hay que vencer la elevada presión de la aorta o de la arteria pulmonar; cuando esto se produzca tendrá lugar la eyección, la cual ocurre en dos fases, una rápida y otra lenta. Una vez que la sangre es expulsada, las dos válvulas sigmoideas, la válvula pulmonar en la derecha y la válvula aórtica en la izquierda, se cierran. Dura aproximadamente 0.3 s. Hay que decir que los ventrículos nunca se vacían del todo, quedando siempre sangre que forma el volumen de fin de sístole o telesistólico. Por último, la diástole es la relajación de todas las partes del corazón para permitir la llegada de nueva sangre. Dura aproximadamente 0.4 s.

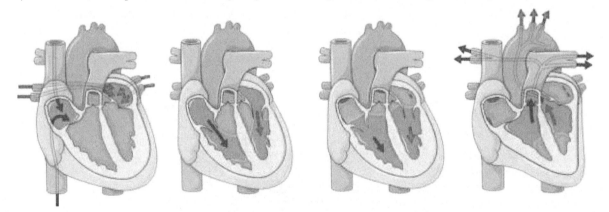

Figura 6. Esquema del flujo sanguíneo en el corazón | Fuente: Servier Medical Art por Servier, bajo licencia Creative Commons / Modificada.

En el proceso se pueden escuchar dos ruidos. El primer ruido cardíaco corresponde al cierre de las válvulas tricúspide y mitral. El segundo ruido cardíaco es el cierre de las válvulas sigmoideas (válvulas pulmonar y aórtica). Ambos ruidos se producen debido al cierre súbito de las válvulas, sin embargo, no es el cierre lo que produce el ruido, sino la reverberación de la sangre adyacente y la vibración de las paredes del corazón y vasos cercanos. La propagación de esta vibración da como resultado la capacidad para auscultar dichos ruidos. Este movimiento se produce de unas 70 a 80 veces por minuto. La expulsión rítmica de la sangre provoca el pulso, que se puede palpar en las arterias radiales, carótidas, femorales, etc. Si se observa el tiempo de contracción y de relajación, se verá que los atrios están en reposo aproximadamente 0.7 s y los ventrículos unos 0.5 s. Eso quiere decir que el corazón pasa más tiempo en reposo que en trabajo.

En la fisiología del corazón, cabe destacar que sus células se despolarizan por sí mismas dando lugar a un potencial de acción, que resulta en una contracción del músculo cardíaco. Por otra parte, las células del músculo cardíaco "se comunican" de manera que el potencial de acción se propaga por todas ellas, de modo que ocurre la contracción del corazón. El músculo del corazón jamás se tetaniza. El nodo sinusal tiene actividad marcapasos, esto significa que genera ondas lentas en el resto del tejido sinusal.

4.1   Sistema eléctrico del corazón

La estimulación del corazón está coordinada por el sistema nervioso autónomo, tanto por parte del sistema nervioso simpático, que aumenta el ritmo y la fuerza de contracción, como del parasimpático, que se encarga de reducir el ritmo y la fuerza cardíaca. Este sistema de conducción eléctrico explica la regularidad del ritmo cardíaco y asegura la coordinación de las contracciones auriculoventriculares.

4.2   ¿Cómo late el corazón?

La secuencia de las contracciones es producida por la despolarización (inversión de la polaridad eléctrica de la membrana debido al paso de iones activos a través de ella) del nodo sinusal (nódulo SA), o nodo de Keith-Flack (*nodus sinuatrialis*), situado en la pared superior de la aurícula derecha. El nódulo sinusal genera regularmente un impulso eléctrico de 60 a 100 veces por minuto en condiciones normales. Ese estímulo eléctrico viaja a través de las vías de conducción (de forma parecida a como viaja la corriente eléctrica por los cables desde la central eléctrica hasta nuestras casas) y hace que las cavidades bajas del corazón se contraigan y bombeen la sangre hacia fuera. Las aurículas derecha e izquierda son estimuladas en primer lugar y se contraen durante un breve período de tiempo antes de que lo hagan los ventrículos derecho e izquierdo. El impulso eléctrico viaja desde el nódulo sinusal hasta el nódulo auriculoventricular (nodo AV o de Aschoff-Tawara) situado en la unión entre los dos ventrículos, donde se retrasan los impulsos durante un breve instante, y después continúa por la vía de conducción a través del haz de His hacia los ventrículos. El haz de His se divide en la rama derecha y en la rama izquierda, para proveer estímulo eléctrico a los dos ventrículos a través de la red de Purkinje. En condiciones normales, mientras el impulso eléctrico se mueve por el corazón, este se contrae entre 60 y 100 veces por minuto. Cada contracción de los ventrículos representa un latido. Las aurículas se contraen una fracción de segundo antes que los ventrículos para que la sangre que contienen se vacíe en los ventrículos antes de que estos se contraigan.

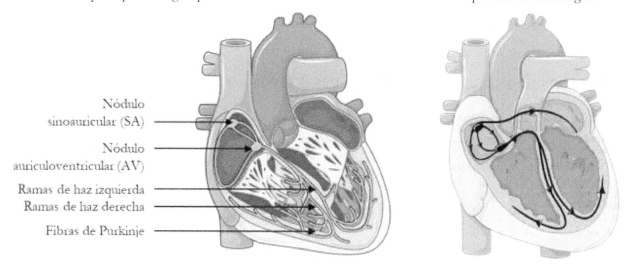

Figura 7. [Izquierda] ubicación de los nódulos en el corazón y [derecha] esquema del flujo del estímulo eléctrico en el corazón | Fuente: Servier Medical Art por Servier, bajo licencia Creative Commons | Modificada.

Frecuencia cardíaca (FC)

Rápida (taquicardia): FC > 120 lpm en adulto.

Normal: FC entre 60 y 100 lpm.

Lenta (bradicardia): FC < 60 lpm en adulto.

Frecuencia circulatoria por edades

Neonatos: 120 - 160 lpm

Lactantes: 100 - 120 lpm

Niños: 80 - 100 lpm

Adultos: 60 - 80 lpm

La frecuencia cardíaca puede estar aumentada en situaciones de estrés, ansiedad, al realizar ejercicio físico (siempre considerándolo fisiológico). En situaciones patológicas, por alteraciones: corazón, perdidas sanguíneas, procesos febriles... Y también puede estar ralentizada de forma fisiológica en pacientes deportistas (en reposo), y patológicamente en alteraciones cardíacas, TCE, etc.

Tensión arterial sistólica (TAS) aproximada con la toma de los pulsos:

- La presencia de pulso radial indica una TAS mayor de 80 mmHg.

- La presencia de pulso femoral indica una TAS mayor de 70 mmHg.

- La presencia de pulso carotídeo indica una TAS mayor de 60 mmHg.

5 Descodificación Biológica del sistema cardiovascular

El corazón como órgano principal del sistema cardíaco tiene como función enviar la sangre a la totalidad de células del organismo.

5.1 Capas embrionarias, tejido y conflictos por órganos:

Endodermo	Mesodermo Antiguo	Mesodermo Nuevo	Ectodermo
Tejido adenoideo o glandular. Músculo liso.	Tejido mesotelial. Capa serosa.	Tejido conjuntivo. SME. Vasos sanguíneos.	Epitelio plano estratificado. Tejido Nervioso.
Conflicto: Arcaico o vital.	Conflicto: Agresión.	Conflicto: Rendimiento.	Conflicto: Relacional.
- Aurículas - Músculo liso: Vasos	- Pericardio	- Vasos sanguíneos: endotelio - Músculo estriado Cardíaco - Endocardio - Válvulas	- Centros Nerviosos - Vasos Cardíacos (aorta y carótidas) - Venas/arterias coronarias

6 Estudio por órganos: sistema cardíaco

6.1 Aurículas

- ### ENDODERMO: MUSCULATURA LISA

La musculatura lisa de las aurículas realiza, al igual que otros músculos derivados del mesencéfalo, movimientos rítmicos ondulados peristálticos para el transporte con un ciclo de tensión y distensión rítmico.

Conflicto:

No ser capaz de transportar suficiente cantidad de sangre. Impotencia porque el corazón no funciona bien.

Fases de la enfermedad:

FA: Hay crecimiento celular tipo mioma y aumento de la función (tensión muscular) con el objetivo de impulsar mejor la sangre.

PCL: Se detiene el crecimiento, pero la zona permanece engrosada. Hipocinesia.

CE: Aumenta la peristalsis, proceso que se conoce como taquicardia sinusal en la aurícula y podría finalizar en una fuerte taquicardia, dando lugar a fibrilación auricular (temblor no coordinado) o arritmias del ventrículo adyacente, lo que irá cediendo en PCL-B.

Conflictos recidivantes: Estos síntomas pueden actuar como autoprogramantes del conflicto original –"mi corazón no funciona bien"–, lo que aumenta con el desconocimiento de las fases de la enfermedad y la repetición de medidas de control.

Síntomas o patologías asociados:

Crecimiento en la musculatura lisa en aurículas (similar al mioma, tipo tumoración). Aparece en fase activa ante una vivencia de impotencia para hacer circular adecuadamente la sangre. Por ello, se puede observar en pacientes con antecedentes de problemas cardíacos, que sienten que ya no consiguen los mismos resultados por fallo del corazón o a quienes se diagnostican fallos cardíacos.

Sentir: impotencia por fallo del corazón o pérdida de la eficiencia de este. Incapacidad para desplazar la sangre. Impotencia por que el corazón no funciona bien. "Seguiremos de cerca su corazón porque está débil."

Ejemplo: Hombre de 36 años, deportista de fondo que ya "no resiste" lo que antes y su equipo bromea con él. "Ya no puedo hacer lo mismo", "mi corazón no está bien".

Fibrilación auricular

Es un trastorno del rimo cardíaco muy frecuente que puede no detectarse o localizarse como pulso irregular. Los síntomas son taquicardia, sensación de inquietud, nerviosismos y, a menudo, escalofríos.

- ### PALABRAS Y EXPRESIONES RELATIVAS A LAS AURÍCULAS

Recibir, dar, soltar, fluir.

6.2   Miocardio

▪ MESODERMO NUEVO: TEJIDO MUSCULAR DEL CORAZÓN

Conflicto:

La persona se siente desvalorizada al verse sobrepasada por una situación en la que se tiene que defender o reconquistar, mantener con fuerza algo en la vida que considera propio y eventualmente podría perderlo, por lo cual siente que no puede más. La vida se le hace insoportable de tanto esfuerzo. Se siente incapaz de sostener algo mayor, superada, rebasada, desbordada.

Tipo de conflicto

Persona diestra, independientemente de su sexo.

- **Cámara izquierda del corazón**: Gran estrés relacionado con la pareja, personas de nuestro mismo nivel.
- **Cámara derecha del corazón**: Gran estrés relacionado con la madre o un niño, percibidos a nivel superior o inferior al nuestro.
- Para la persona **zurda** es todo lo contrario a la persona diestra.
- **Cámara izquierda del corazón**: Gran estrés relacionado con la madre o un niño.
- **Cámara derecha del corazón**: Gran estrés relacionado con la pareja.

La razón por la cual los criterios de lateralidad (lado madre/hijo o pareja del órgano frente al aplauso biológico) cambian cuando se trata del músculo del corazón es que el corazón sufre una rotación de sus dos cámaras durante el desarrollo embrionario.

Fases de la enfermedad:

FA: El músculo cardíaco y la membrana mucosa que lo rodea se atrofia y en PCL-B el musculo debería estar reforzado (órgano de lujo). En fase activa se manifiesta en la persona una insuficiencia cardíaca al esfuerzo o angina de pecho, ya que, también al mismo tiempo, la corteza motora está afectada y se produce paresia (ausencia parcial de movimiento voluntario, de parálisis parcial o suave, descrita generalmente como debilidad muscular) del músculo cardíaco.

PCL o reparación (mesodermo nuevo): El órgano se repara y hay hipocinesia (se contrae menos). También inflamación con riesgo de ruptura muscular (con poco esfuerzo se puede romper la pared cardíaca). Toda especie viva que no es capaz de moverse adecuadamente tiene el riesgo de ser devorada por un depredador y en la **fase de reparación** hay menos movimiento. La vagotonía profunda tiene un síntoma que es el edema, tanto del Foco de Hamer como en el órgano, que es prioritario evacuar para sobrevivir.

CE: IAM con cambios enzimáticos, calambres tónico-clónicos, fibrilación ventricular. En cámara izquierda: hipotensión y taquicardia (pánico). En derecha, hipertensión y taquicardia. La crisis epileptoide a nivel del órgano puede llegar a producir un infarto, es decir, una crisis de epilepsia del músculo cardíaco que se está regenerando, porque puede estar simultáneamente la CE de corteza motora.

El objetivo es que se encuentre más fuerte el miocardio que antes, para que en caso de una repetición del choque, el tejido esté fuerte. Es su sentido biológico.

Síntomas o patologías asociados:

Infarto agudo de Miocardio (IAM)

Ocurre en la CE y se diferencia en izquierdo y derecho, ya que sus manifestaciones son distintas.

Cámara Derecha

FA: Se produce una disminución progresiva de la función y atrofia del músculo, usualmente asintomática, a menos que la atrofia sea demasiado extensa.

PCL-A: El ventrículo derecho cede con menos fuerza de contracción la sangre que va hacia la arteria pulmonar, lo que ocasiona hipotensión pulmonar, pudiendo provocar disnea (dificultad respiratoria), sobre todo en combinación con un conflicto (PBS) de hemidiafragma izquierdo. Hacia el final de la PCL-A puede existir dolor hacia el brazo izquierdo, que es impreciso, lo que se conoce como *dolor referido*. Actualmente se sabe que el dolor visceral se transmite al SNC a través de las neuronas del asta dorsal de la médula espinal, que también están involucradas en la transmisión del dolor cutáneo.

CE: Infarto de la cámara derecha del corazón; va acompañado de fibrilación cardíaca, calambres del músculo cardíaco y, desde la PCLA, existe un aumento súbito de la presión arterial en la aorta como mecanismo compensatorio del trabajo del ventrículo izquierdo. También podría existir una contracción del diafragma izquierdo que causa apnea, ya que el músculo del diafragma tiene el mismo conflicto de activación y su FH está contiguo al miocardio. La gravedad del infarto dependerá de la masa conflictual, pudiendo ser con leve sintomatología hasta mortal.

Cámara izquierda

FA: Se produce atrofia con disminución progresiva de la función con las mismas características del ventrículo derecho.

PCL-A: La musculatura del ventrículo izquierdo cede e impulsa con menos fuerza la sangre hacia la aorta, lo cual se manifiesta con hipotensión arterial, la presión sistólica será de 90 o incluso hasta 70 mmHg. El ventrículo derecho, compensatoriamente, se contrae con más fuerza produciendo hipertensión pulmonar que, si se prolonga en el tiempo más de dos semanas, puede producir edema pulmonar. Al final de la PCLA puede existir *dolor referido*, en este caso en el brazo derecho.

CE: Infarto de la **cámara izquierda del corazón**. Es acompañado por una fibrilación cardíaca, calambre muscular, dolor, taquicardia y un descenso de la presión arterial, mecanismo previsto por la naturaleza para la protección del miocardio y la disminución del riesgo de ruptura. También habrá una contracción del **diafragma derecho** que causará una apnea, menos notoria que en el hemidiafragma izquierdo, porque el derecho tiene la limitación del hígado por debajo.

PCL-B: Existirá cicatrización, que la cardiología denomina "lesión posinfarto".

Con TCR: Este síntoma será más grave si hay un conflicto activo de túbulos colectores renales.

Miocarditis

Es la inflamación del corazón, que no puede bombear eficazmente debido al edema y al daño sufrido por sus células. El músculo cardíaco puede dañarse aún más si el sistema inmunitario envía anticuerpos para tratar de combatir la causa de la inflamación. A veces estos anticuerpos atacan los tejidos del corazón. En algunos casos, este proceso es muy rápido y da lugar a una insuficiencia cardíaca o incluso una muerte súbita. El corazón trata de regenerarse por sí mismo cambiando las células dañadas o muertas del músculo cardíaco en tejido cicatricial, pero este no es como el tejido muscular cardíaco, porque no se contrae y no puede contribuir a la acción de bombeo del corazón. Si se forma suficiente tejido cicatricial en el corazón, puede dar lugar a una insuficiencia cardíaca congestiva o una cardiomiopatía dilatada.

Fase de reparación de un conflicto de impotencia (biológico) y desbordamiento. "Es demasiado." "¡No es posible que sigan pasando cosas!" "No puedo más."

▪ PALABRAS Y EXPRESIONES RELATIVAS AL MIOCARDIO

Impotencia, harto, sobresaturado, sobrepasado.

Resumen

En general, se puede decir que las **aurículas** reciben, acogen, y la vivencia es en femenino. Las **venas** llevan sangre carbooxigenada para ser limpiada, traen hacia el corazón y la vivencia es en femenino. El conflicto de las aurículas es de impotencia por no poder gestionar el trabajo del corazón.

Los **ventrículos** expulsan la sangre hacia el cuerpo, por lo que deben usar la fuerza y la vivencia es en masculino. Las arterias, excepto las coronarias, van al exterior y llevan con fuerza la sangre a los órganos, por lo que comparten vivencia con los ventrículos, en masculino.

6.3   Arterias coronarias

Son controladas por el foco central de la corteza periinsular en el lóbulo temporal derecho de la corteza cerebral y se originan a partir del ectodermo.

- **ECTODERMO: MUCOSA DE RECUBRIMIENTO ÍNTIMA**

Conflicto:

Pérdida de territorio, lucha por recuperar el territorio.

Sentir "siento que perderé a la hora de defender mi territorio". Pérdida de territorio como quiera que lo conciba la persona o bien sometimiento en el propio territorio.

Sentir que se lucha ante una situación en la que se puede perder sin poder hacer algo para solucionar; "no poder hacer nada" ante lo que se presenta.

Pérdida de territorio para un hombre diestro con un estado hormonal normal.

Pérdida de territorio para una mujer diestra con el estado hormonal cambiado por la menopausia o las píldoras anticonceptivas.

Frustración afectiva o sexual para una mujer zurda con un estado hormonal normal.

Frustración sexual por un hombre zurdo con estado hormonal modificado generalmente por la andropausia.

Fases de la enfermedad:

FA: Hay ulceración de la mucosa interna (íntima) que permite la apertura de la luz (el diámetro interior) de las arterias coronarias para que la persona tenga un suministro de sangre adicional al corazón y así nutrirlo con mayor intensidad, adquiriendo la energía necesaria para recuperar el territorio perdido o una pareja sexual perdida; bradicardia ventricular.

PCL: Reparación de la capa interior de la mucosa o capa íntima de las arterias coronarias mediante el aporte de minerales y colesterol LDL para reparar las zonas ulceradas, frecuencia cardíaca que se normaliza. A veces queda un trozo de tejido y material aglomerado o trombo (coágulo sanguíneo que se forma en un vaso). Al principio aparece una bradicardia; esta fase es indolora, si hubo angina de pecho el dolor desaparece.

CE: Puede haber ausencias, paro cardíaco, taquicardia, disnea, dolor severo, infarto coronario, ansiedad y pánico.

Si el conflicto ha durado más de 9 meses, la intensidad de la reparación tiene que estar en proporción y la actividad durante la crisis epileptoide da lugar a un infarto de coronarias, la mayoría de las veces mortal.

Síntomas o patologías asociados:

Muerte súbita cardíaca (MSC)

80 % de los casos arterias. 20 % musculo cardíaco en reparación por sobreexigencia, ocasionando rotura del revestimiento del corazón que se debilita.

Angina de pecho

Se produce en fase activa y el síntoma se puede cronificar ante conflictos recidivantes.

Arterioesclerosis de las arterias coronarias

Se produce en PCL-A y alguno de los síntomas son dolor agudo en el pecho que se puede extender hasta el brazo izquierdo o la espalda, escalofríos, sudor. El dolor se debe a la fuerte tensión simpaticotónica de la musculatura de los vasos sanguíneos que están en contracción. El síntoma que puede aparecer cuando permanece la arterioesclerosis será el infarto de miocardio con origen en arterias coronarias.

- **PALABRAS Y EXPRESIONES RELATIVAS A LAS ARTERIAS CORONARIAS**

    Territorio, propiedad, mío, propio, pérdida de algo muy valioso.

6.4   Venas coronarias

- **ECTODERMO: MUCOSA DE RECUBRIMIENTO ÍNTIMA**

    Conflicto:

    Frustración sexual o afectiva para una mujer diestra en estado hormonal normal.

    Frustración sexual o afectiva en un hombre diestro con estado hormonal alterado, generalmente por la andropausia.

    Pérdida de territorio en un hombre zurdo en estado hormonal normal.

    Pérdida de territorio para una mujer zurda con el estado hormonal cambiado por la menopausia o por las píldoras anticonceptivas.

    Fases de la enfermedad:

    FA: Ulceración de las venas coronarias que puede ir acompañada por una angina de pecho moderada y el significado biológico se encuentra aquí también en la fase activa. La ulceración permite la apertura de la luz con mayor flujo de las venas coronarias, de tal manera que la persona sea capaz de enfrentar la pérdida de territorio, o la frustración sexual o afectiva; existe taquicardia ventricular.

    PCL: Reparación de la capa mucosa íntima de las venas coronarias con normalización de la frecuencia cardíaca. En el desarrollo de la fase de reparación y cercano al final de la fase exudativa, aparece una arritmia, taquicardia, que en casos graves será similar a un paro cardíaco de la cámara derecha del corazón (crisis epileptoide) con taquicardia ventricular y, en ocasiones, fibrilación.

    Durante la reparación de los tejidos de las venas coronarias puede salir un trombo hacia la arteria pulmonar y causar una obstrucción de la misma; el mecanismo referido por Hamer es en PCL-A.

    CE: Se detiene el relleno de las ulceraciones, permitiendo que se suelten esas "costras" que funcionan como émbolos.

Síntomas o patologías asociados:

Embolia pulmonar

Es un bloqueo de arteria pulmonar, que se produce en CE. Los síntomas que suele presentar son dolor intenso, "punzante", y falta de aliento. La embolia pulmonar puede ser fatal si el choque se prolongó más de nueve meses.

Edema pulmonar

Es la acumulación de líquido en el intersticio pulmonar, en los alvéolos, bronquios y bronquiolos, que aparece como consecuencia de la excesiva circulación desde el sistema vascular pulmonar hacia el extravascular y los espacios respiratorios. El líquido se filtra primero al espacio intersticial perivascular y peribronquial, y luego, de manera gradual, hacia los alvéolos y bronquios. Este paso de fluido desemboca en una reducción de la distensibilidad pulmonar, en la obstrucción aérea y en un desequilibrio en el intercambio gaseoso. Para fines prácticos, el edema pulmonar etiológicamente se divide en dos grandes grupos: el cardiogénico y el no cardiogénico.

- **Edema pulmonar cardiógeno:** Es el edema pulmonar más frecuente y se debe a disfunción cardíaca, con elevación de las presiones ventricular izquierda al final de la diástole, auricular del mismo lado, venosa y de capilares pulmonares.
- **Edema pulmonar no cardiógeno:** En esta clase de edema pueden jugar un papel primordial varios factores como el aumento de la permeabilidad capilar, la insuficiencia linfática, la disminución de la presión intrapleural y la diminución de la presión osmótica.

Conflicto: El EAP (edema agudo del pulmón) cardiogénico no es debido a la insuficiencia cardíaca, sino al miedo a morir que siente la persona cuando está con insuficiencia cardíaca.

Causas de insuficiencia cardíaca:

1.ª. Mecánica: Se produce por una disminución de la eficacia circulatoria y, por ende, del corazón, que por compensación de congestionamiento aumentará de tamaño. La circulación se enlentece debido a la disminución del diferencial de presión osmótica en los capilares sanguíneos por falta de grasas saturadas (triglicéridos) o por falta de oxígeno (poco ejercicio).

2.ª. Conflictual: De carácter territorial y desbordamiento que afecte a nivel del miocardio.

- **PALABRAS Y EXPRESIONES RELATIVAS A LAS VENAS CORONARIAS**

Pertenencia, frustración afectiva, insuficiente para el otro, dejado/a de lado.

6.5 Pericardio

- **MESODERMO ANTIGUO**

Es la membrana que recubre al corazón y lo protege.

Conflicto:

Agresión o ataque directo al corazón, preocupación por la integridad o condición del corazón.

Fases de la enfermedad:

FA: Mesotelioma o tumor con aumento de presión diastólica, debido a la reducción del espacio y la movilidad del corazón en diástole, por lo que la presión mínima se acerca a la sistólica con una relajación limitada del miocardio, lo que impide el intercambio sanguíneo con acumulación de sustancias dañinas para el corazón, lo cual podría desencadenar un infarto.

PCL: Síntoma de taquicardia que suena como tambor, disnea, degradación TB del tumor y posible derrame pericárdico exudativo. Inflamación del pericardio, pericarditis.

CE: Taquicardia, suena como tambor y temblor interno.

PCL-B: Calcificación (pericarditis constrictiva cálcica)

Con TCR: El peligro es el líquido acumulado, que puede alterar el ritmo cardíaco. Hidropericardio grave. Si el derrame es total ocurre un *tamponade*, taponamiento cardíaco que puede ser mortal.

Síntomas o patologías asociados:

Pericarditis

Es la inflamación del pericardio que ocurre en fase de reparación del conflicto de *miedo por el corazón* que puede ser real, imaginario virtual o simbólico.

Ejemplo: "Tengo miedo de no tener más amor en mi corazón, en mi hogar; de que lo destruyan."

Ejemplo: Al recibir el diagnóstico médico de que "tienes el corazón dañado después de este infarto".

- **PALABRAS Y EXPRESIONES RELATIVAS AL PERICARDIO**

   Atacado, perforado, agredido, acometido, embate.

6.6   Trastornos del ritmo cardíaco: arritmias cardíacas

Son un cambio de frecuencia o de cadencia del ritmo habitual del corazón. El Dr. Hamer describió las arritmias bradicárdicas y las arritmias taquicárdicas. Se pueden sentir latidos irregulares o palpitaciones en algún momento de la vida, y estas palpitaciones leves e infrecuentes son inofensivas.

El corazón bombea casi 5 litros de sangre por el organismo por minuto, ya sea en actividad o en reposo, y los latidos se deben a los impulsos eléctricos que se originan en el marcapasos natural del corazón, ya sea el nódulo sinusal o sinoauricular (nódulo SA). El nódulo SA son un grupo de células ubicadas en la parte superior de la cavidad superior derecha del corazón (la aurícula derecha).

Las arritmias pueden dividirse en dos categorías:
- **Ventriculares**: se producen en las dos cavidades inferiores del corazón, denominadas ventrículos.
- **Supraventriculares**: se producen en las estructuras que se encuentran encima de los ventrículos, principalmente las aurículas, que son las dos cavidades superiores del corazón.

- **ECTODERMO**

   Conflicto:

   Acelerar o enlentecer un proceso de la vida.

Fases de la enfermedad:

Los trastornos del ritmo cardíaco se producen en crisis épica.

CE de venas coronarias: Aumento de la frecuencia cardíaca con ritmo irregular. Alteración taquicárdica.

CE de arterias coronarias: Disminución de la frecuencia cardíaca con ritmo irregular. Alteración de bradicardia.

CE ventricular: Ambos ventrículos pueden afectarse con aumento del ritmo (pulso) y latidos irregulares o regulares. Taquicardia.

CE de aurículas: Fibrilación auricular.

Tipos de arritmias cardíacas:

Bradicardia

Es el enlentecimiento del ritmo por debajo de 60 pulsaciones por minuto.
- Menos ritmo = claudicación.
- Mas ritmo = "Quiero tener más rendimiento para conquistar o retener territorio".

Se produce ante la inactividad del Nodo aurículoventricular, que es la parte que controla la actividad de los ventrículos cardíacos. El FH se encuentra en la corteza territorial derecha. Puede ser concomitante a otros procesos o aparecer en crisis épica, produciendo una bajada de pulso importante junto a una respiración muy superficial que puede llegar a observarse como "muerte aparente" que, de prolongarse, puede finalizar con una parada cardíaca.

Conflicto: "Claudico", "me someto", pérdida de territorio masculino en función de situación hormonal y lateralidad.

Sentir: Frustración afectiva –"en el futuro nadie más me va a querer"–. Usualmente produce taquicardia; activación de FH central derecho de la corteza periinsular.

Aplica a hombre diestro normohormonado y mujer diestra no normohormonada. La vivencia de pérdida de territorio femenino o frustración aplica a hombre zurdo normohormonado y mujer zurda en desbalance hormonal.

Taquicardia

Se producen en las estructuras que se encuentran encima de los ventrículos, principalmente las aurículas, que son las dos cavidades superiores del corazón en fase activa y de crisis épica. Como síntoma concomitante puede acompañar a una fase activa de un conflicto que implique a la medula suprarrenal, a una PCL-A de miocardio, a una crisis épica de aurículas o una crisis épica de venas coronarias y crisis épica de ventrículos.

Conflicto: "No estoy seguro de que en el futuro pueda guardar mi territorio central, por tanto, conservar mi hogar, y guardar el amor y estar en contacto con él." Estar sola/o y ya nunca más se va a recibir el amor (futuro). Más rendimiento para conquistar más territorio y hacerse amar.

Se puede presentar ante un conflicto de territorio central (FH de venas coronarias) como casa (hogar) y amor; hogar es amor, el centro del amor. Hay una activación con solicitación por parte del nervio que regula el corazón para que lata más rápido. Puede existir la posibilidad de *conflicto de frustración sexual y/o afectiva* con activación de foco central izquierdo de corteza territorial.

Ejemplo: Hombre separado a quien aparece taquicardia a los seis meses de la separación. "No logro encontrar a nadie que se quede conmigo."

Ejemplo: Mujer viuda que se despierta a las 2 o 3 de la madrugada. "Estoy sola y cuando me despierto a la madrugada me dan taquicardias."

Fibrilación auricular

Es el tipo más grave de arritmia y se producen latidos rápidos y no coordinados, que son contracciones de fibras musculares cardíacas individuales.

Conflicto de impotencia e incapacidad de transportar la sangre o de tener un corazón sano; o de impotencia (de sentir) que se puede llegar a sentir en la vida o miedo a no recibir amor de forma regular en el futuro. "Tengo miedo a no recibir amor de forma regular en el futuro."

Fases de la enfermedad:

FA: Asintomático hasta CE; puede aparecer en la adolescencia.

CE: latidos rápidos, mareos o aturdimiento, dificultad para respirar, desmayo, fatiga, ansiedad; sensación de latidos en el pecho, garganta y vientre.

Arritmias cardíacas congénitas o síndrome de Wolff-Parkinson-White

Es una anomalía en la transmisión de los impulsos, por una vía eléctrica adicional entre las cavidades superiores e inferiores del corazón. Son crisis épicas de cámara inferior izquierda después de conflicto de territorio.

Palpitaciones

Son sensaciones de latidos cardíacos que se perciben como si el corazón estuviera latiendo con violencia o acelerando, y el ritmo cardíaco podría ser normal o anormal. Las palpitaciones pueden sentirse en el pecho, la garganta o el cuello.

Ejemplo: Mujer de 60 años que vuelve a encontrarse con sus amigos después de vivir 30 años en un país extranjero. Después de la primera reunión se ven con poca frecuencia. "Yo quiero en el futuro, después, seguir sintiendo el amor de mis amigos."

Ejemplo: Hombre que presencia un accidente en la autopista de otro coche. A partir de la primera noche tiene palpitaciones de madrugada. "Necesito sentir que estoy vivo."

6.7   Válvulas cardíacas

▪ **MESODERMO NUEVO**

Conflicto:

Desvalorización local con relación al corazón y su funcionamiento, por ejemplo, en patologías cardíacas crónicas.

Fases de la enfermedad:

FA: necrosis celular en las válvulas cardíacas.

PCL: reparación celular con aumento de la inflamación o infección (estafilococos).

Síntomas o patologías asociados:

El mal funcionamiento de una o varias válvulas puede dar cansancio crónico, falta de aire y una capacidad limitada de andar, de subir escaleras, de hacer ejercicio y, en general, de resistir el cansancio.

Valvulopatía congénita

Puede ser congénita o producirse más adelante debido a fiebre reumática, enfermedad arterial coronaria, endocarditis infecciosa o el proceso de envejecimiento.

Deficiencia valvular desde el nacimiento; si es un defecto del tabique interauricular produce un soplo. Como la presión es más elevada en el lado izquierdo del corazón, la sangre es impulsada a través del orificio, del lado izquierdo al derecho. Esto puede ocasionar un agrandamiento de la aurícula derecha.

Antes del nacimiento, el corazón fetal normal tiene un orificio –denominado "agujero oval"–, entre las aurículas izquierda y derecha, que se cierra al poco tiempo del nacimiento y si no lo hace, permite el paso de la sangre de la izquierda a la derecha. La comunicación interauricular puede deberse al sentir de impotencia ante un corazón "vivido" como débil, por ejemplo, durante la realización de un estudio complementario.

Soplo

Son ruidos ocasionados por el paso de flujo sanguíneo a través de las válvulas cardíacas o cerca del corazón y se perciben durante un latido cardíaco. Este sonido puede tener diferentes características e intensidad. A veces el soplo es inofensivo y se llama «soplo funcional» o «soplo inocente». Son comunes en bebes y niños, y no requieren tratamiento alguno ni cambios en el estilo de vida, ya que, en la mayoría de los casos, desaparecen al llegar a la edad adulta.

En casos más graves, el sonido podría indicar que la sangre fluye por una válvula cardíaca que está dañada o que realiza un esfuerzo excesivo, que puede haber un orificio en una de las paredes del corazón o que existe un estrechamiento en uno de los vasos sanguíneos del corazón.

Ejemplo: Bebé que nace con un soplo. En los meses previos al embarazo su madre se disgustó con su madre y su hermana, a la que dejó de hablar. "Hubiera sido necesario que dos mujeres se comunicaran para evitar el drama."

Ejemplo: Niño con soplo auricular de nacimiento. En el momento de decirle a su marido que está embarazada, él le dice que tiene otra mujer y que no quiere al bebé. "Tengo que hablar con ella y sacarla de la relación."

Endocarditis

Inflamación del revestimiento interno de las cámaras y válvulas cardíacas (endocardio). Se inicia cuando diferentes gérmenes, como por ejemplo la cándida, entran en el torrente sanguíneo y luego viajan hasta el corazón; la bacteria más frecuentemente asociada es el *Staphylococcus aureus*.

Estenosis valvular

Estrechamiento de la válvula que no permite pasar un caudal suficiente.

Ejemplo: Hombre de 43 años que presenta estenosis aórtica. Le detectan a su pareja una insuficiencia cardíaca en el 4.º mes de embarazo. "Los dos están en riesgo y no puedo hacer nada."

Ejemplo: Mujer con estenosis aortica. Siendo pequeña, durante la guerra civil, su madre salió a buscar provisiones a la plaza del pueblo. Fue una trampa y todos los que acudieron murieron tiroteados, incluida su hermana pequeña. "No pude hacer nada."

Insuficiencia valvular

Endurecimiento de la válvula que reduce su flexibilidad, por lo que no cierra bien. Se produce ante conflictos recidivantes.

7 Estudio por órganos: sistema vascular

7.1 Arterias

Existen dos grandes sistemas de arterias. Las correspondientes al cayado aórtico, de origen ectodérmico, y las del resto del organismo, de origen mesodérmico nuevo.

- **MESODERMO NUEVO**

Conflicto:

Conflicto de desvalorización leve con relación al área afectada, por ejemplo, con la dirección, con el hacer, con cada órgano o la localización en la que está la afectación.

El sentir de una arteria es de que hay que llevar vida y tener valor para hacerlo.

Fases de la enfermedad:

FA: Necrosis de la pared interna de los vasos.

PCL: Relleno celular con inflamación, dolor y enrojecimiento. Por sus sucesivos procesos recidivantes, aumento del espesor local.

Claudicación intermitente

Conflicto en curación pendiente o recurrente con exceso de espesamiento de la pared de la arteria implicada y reducción del volumen circulante por obstrucción mecánica que impide oxigenar adecuadamente a la musculatura; eso produce dolor y claudicación.

Hemangioma

Tumor benigno debido al crecimiento celular que puede aparecer en cualquier parte del cuerpo. Un 30 % de los hemangiomas ya están en el momento del nacimiento.

Aneurisma

Es una dilatación parecida a un globo que se produce en una arteria cuya pared se debilita y la presión de la sangre puede hacer que acabe rompiéndose, provocando una hemorragia mortal. Se produce ante repetición de conflictos. Los aneurismas se forman en arterias de cualquier tamaño. Un aneurisma que sangre en el cerebro puede provocar un ataque cerebral o la muerte.

Conflicto: Desvalorización e impotencia, "no poder hacer algo para no perder este territorio" y "necesito que circule más sangre para mandar más energía". "Tengo miedo de perder mi territorio", unido al conflicto de desvalorización asociado a la localización del aneurisma.

La localización determina el tipo de sentir, por ejemplo, si es una arteria cerebral, tengo miedo de perder mi territorio intelectual. En intestino delgado, "tengo miedo de perder el territorio que me permite asimilar las cosas de la vida o hacer una elección". A nivel renal: "Tengo miedo de perder mi territorio con relación a las referencias de mi vida".

Sentido biológico en fase de regeneración: Reparar y reforzar el vaso.

Fases de la enfermedad:

FA: Dilatación y debilitamiento de la pared de la arteria debido a la atrofia de esta, lo que puede resultar en un agrandamiento o dilatación que, por repetición, lleva al aneurisma. Si el aneurisma se rompe, es durante la fase de conflicto activo.

PCL: Aumentan las plaquetas en la zona para taponar los espacios ulcerados.

CE: Existe el riesgo de que se desprenda un coágulo de la pared.

▪ ECTODERMO: TEJIDO NERVIOSO

Arteria aorta: Es la principal arteria del organismo que tiene como función proveer de sangre a órganos y partes del cuerpo. Se origina en el ventrículo izquierdo, tiene un tramo ascendente del que salen las arterias coronarias y luego un arco o cayado del que se desprenden la arteria carótida, la arteria subclavia y el tronco braquiocefálico. A partir de su porción descendente, todas las arterias que van a parar a órganos. Tiene origen ectodérmico con FH en arcos branquiales, excepto las arterias coronarias, cuyo FH está en la corteza territorial derecha. Arteria pulmonar: Transporta la sangre combinada con dióxido de carbono; esta solo se divide en dos subarterias que van conectadas a cada uno de los pulmones.

Conflicto:

Conflicto cayado aórtico: Pérdida de territorio con vivencia masculina (FH lado derecho).

Fases de la enfermedad:

FA: Ulceración de la íntima (mucosa).

PCL: Relleno mediante el colesterol y minerales como el calcio. Una tasa elevada de colesterol es indicativa de un proceso de reparación cardiovascular.

CE: Posible taponamiento completo o desprendimiento del tapón.

Conflictos en curación pendiente: arterioesclerosis.

Síntomas o patologías asociados:

<u>Arteria taponada</u>

Estrechamiento de la arteria, en fase de resolución, generalmente causado por depósitos que contienen colesterol (placa), provocando la disminución del flujo sanguíneo.

Conflicto de desvalorización con la tonalidad de la localización, "no quiero que salga algo". Conflicto en reparación más inflamación da lugar a un trombo.

<u>Arteritis</u>

Inflamación de las arterias que daña las paredes de los vasos sanguíneos y reduce el flujo sanguíneo a los órganos. Se da en la fase de resolución de un conflicto de "quiero salir del territorio, pero no puedo".

Arterioesclerosis

Los tejidos arteriales pierden su elasticidad. El objetivo inicial de la arteria es enviar sangre lo más lejos posible para ser eficaz. (Metáfora: apretamos la punta de la manguera para enviar el agua más lejos.) La tensión sostenida provoca el esclerosamiento o endurecimiento de las paredes.

Aneurisma disecante de la aorta

La rotura aórtica se puede producir en cualquier tramo de la arteria. En la zona del cayado se habla de conflicto de pérdida de territorio. En un inicio es como un intento de abrir nuevas vías de circulación (nuevos territorios) que se bloquean e impiden el paso de la sangre. He de encontrar otro territorio para seguir vivo. La aorta es la arteria que lleva la vida a todo el cuerpo.

Conflicto: "Para proteger mi territorio y mi organismo, tengo que construir nuevos caminos".

En la zona abdominal el conflicto es de desvalorización por creer que la sangre no puede circular adecuadamente.

Ejemplo: Hombre de 60 años que a los 30 sufrió una amenaza terrorista. Con 15 años tuvo que marchar de casa bajo las amenazas de su padrastro. Su trabajo con los ciclos permitió ver los eventos programantes. "Tengo que tomar otro camino y eso varias veces en mi vida."

Ejemplo: Mujer de 35 años con aneurisma disecante de la arteria carótida. El conflicto desencadenante fue un intento de violación con ahogamiento por estrangulamiento que consiguió evitar la aparición de un familiar en el portal donde estaba retenida.

Hipertensión arterial aguda

(Este síntoma también se ve en la unidad de Sistema urinario.)

Caracterizada por un incremento continuo de las cifras de presión sanguínea en las arterias. Una TA o tensión arterial normal es de 120/80 mmHg, que es cuando el corazón ejerce una presión máxima de 120 mmHg durante la sístole o fase de bombeo y que, en reposo, fase diastólica o de relleno, tiene una presión de 80 mmHg. (La presión del corazón es la misma que la de todas las arterias del organismo.)

El aumento de la presión arterial puede deberse a dos factores principales, entre muchos otros. Uno es la cantidad de sangre circulante con relación al calibre de las arterias por las que circula. En general, cuanto más volumen de sangre circulante y cuanto menor es el diámetro por el que circula ese volumen, mayor es la TA. El otro factor es la funcionalidad de los riñones, que controlan el volumen de agua circulante y la cantidad de sal que contiene el cuerpo. Cuanta más sal en el cuerpo, más agua se retiene en la circulación y más puede aumentar la TA, lo cual, a su vez, puede aumentar la tendencia de las arterias a hacerse más estrechas. Por otra parte, si los vasos se hacen más pequeños, el corazón tiene que trabajar más para bombear la misma cantidad de sangre y aumenta la presión a la que la sangre es bombeada. Otros factores que influyen sobre la TA son el sistema nervioso, los propios vasos sanguíneos (en particular, las arterias más pequeñas, llamadas arteriolas) y los desarreglos hormonales.

El aumento de la tensión puede ser normal durante el día y forma parte de un ciclo normal de estrés: si durante el día hacemos un esfuerzo físico, con un estrés emocional, esta aumenta, pero de forma momentánea. Pero no es tensión, es fisiológico.

Conflicto: De líquidos o liquidez (parénquima renal, mesodermo nuevo).

Sentido biológico de la **HTA**: Aumentar la presión para poder llegar más lejos, tener más energía porque se necesita energía, potencia. La sensación es de estar bloqueados y bajo presión.

Ejemplo: Mujer de 45 años, es el único sustento para su familia y trabaja cada día bajo presión. Sentir: "Pongo toda la presión porque quiero pasar a la acción, pero estoy en este momento bloqueada y no consigo hacer algo para cambiar esto".

Toxemia del embarazo

Tiene dos variantes: la preeclampsia y la eclampsia.
- Preeclampsia: Se caracteriza por la presencia de hipertensión arterial (superior a 140/90 mmHg), proteinuria y edema.
- Eclampsia: Los síntomas de la preeclampsia más convulsiones y coma. La eclampsia, que es un proceso de hipertensión que puede ser muy severo al final del embarazo, edema moderado a generalizado, eliminación de gran cantidad de proteínas por la orina y aumento del fibrinógeno, que es un factor de la coagulación. Se produce durante la crisis epiléptica con la consecuencia de la muerte del bebé y, debido a la hemorragia, se puede morir la madre. Desde el punto de vista de la Descodificación Biológica debe considerarse como un síndrome, cuya sintomatología nos indica qué conflictos subyacen a las manifestaciones.

La preeclampsia y eclampsia cursan con hipertensión arterial (= conflicto de líquidos), edema de grado variable y proteinuria (= TCR activo). La eclampsia es el estado más grave, sumando síndrome convulsivo y posible coma (= posibilidad de FH en *crisis épica* agravado por los TCR o *conflicto motor* de impedimento de movimiento).

Hipotensión

Disminución de la tensión arterial, por lo que la vivencia interior es bajar la energía y no llevarla a X (situación o persona).

Hipertensión arterial

Conflicto:

De líquido, que involucra el parénquima renal. Tomar en consideración la posibilidad del significado simbólico relacionado con dinero o liquidez.

Puede existir un conflicto con el embarazo del tipo "no ser deseado o presentarse en una situación familiar y social desventajosa". Eso explica que sea más frecuente en adolescentes y mujeres que no han ubicado el papel que desempeñan en la vida y en el mundo que les tocó vivir.

Fases de la enfermedad:

FA: Produce hipertensión arterial en fase activa y síndrome de túbulos colectores renales, que explica la gravedad del edema en el cuerpo.

CE: Pueden ocurrir las convulsiones y la muerte en casos muy severos. Con masa conflictual muy alta, muy importante, requiere de hospitalización, ya que existen complicaciones potenciales a nivel de trastornos de coagulación, alteraciones enzimáticas hepáticas TGO, TGP, DHL.

7.2   Venas

- **MESODERMO NUEVO: VENAS**

    Conflicto:

    En relación con lo pesado que se transporta en la vida, o con lo que sale del territorio y se quiere retener. Conflicto con lo sucio de la familia, por ejemplo, sentir que se arrastra con mucho peso a la familia. Desvalorización local (depende del lugar).

    Sentir: "Quiero sacar lo sucio de mi territorio, pero no puedo", "sentirse encadenado a X."

    Fases de la enfermedad:

    FA: Atrofia de la pared vascular, usualmente asintomática al primer conflicto, pero con recidivas, puede presentar sensación de calambres.

    PCL-A: Se repara la pared venosa y se inflama, lo que se denomina flebitis.

    Con TCR: agravación de la flebitis.

    Conflictos recidivantes: várices.

    Síntomas o patologías asociados:

    Várices

    Las sucesivas dilataciones y reparaciones (conflicto recidivante) hacen que el tejido quede contorneado y congestionado, lo que se denomina várice. Estas aparecen por repetidas recaídas de un conflicto de "quiero eliminar los problemas, las complicaciones, lo que no quiero de mí o de mi familia, todo lo sucio".

    Nota: La inflamación es mal diagnosticada de tromboflebitis.

    Tromboflebitis

    Proceso inflamatorio que produce coágulos de sangre y estos pueden obstruir las venas. Implica a los vasos y no solo a la sangre. Se trata de la reparación de la pared de la vena.

    Sentir: "Quiero limpiar la suciedad de la familia".

    FA: Abro, agrando la vena para drenar toda la suciedad en fase de conflicto; si es el primer conflicto, usualmente asintomático con atrofia de la pared venosa.

    PCL: Se rellenan las zonas ulceradas con inflamación, llamada flebitis, y las plaquetas se pueden enganchar en la pared para reparar, y eso provoca trombos, proceso llamado tromboflebitis, más grave con la presencia de TCR activo.

7.3   Capilares

- **MESODERMO NUEVO**

   Conflicto:

   En relación con el intercambio en mi territorio.

   Sentir: "No consigo mediar en el territorio".

   Fases de la enfermedad:

   FA: ulceración.

   PCL: relleno.

   Síntomas o patologías asociados:

   Angioma

   Es una lesión superficial que se manifiesta por la aparición de vasos sanguíneos agrupados en la piel, generalmente localizados.

   Conflicto de protección más desvalorización con respecto a la localización.

   Cuperosis, rosácea

   Alteración de la microcirculación sanguínea de los capilares que irrigan la piel que puede producir enrojecimiento y visibilidad de los vasos sanguíneos de la piel.

   Enfermedad de Raynaud

   Se caracteriza por una vasoconstricción de las arterias más pequeñas, usualmente de las porciones más distales de las extremidades. Los síntomas son dedos de manos y pies fríos, hecho que puede extenderse a otras partes del cuerpo (nariz, labios, orejas, pezones).

   Sentir: "No puedo hacer circular…", "retengo la muerte", "no puedo soltar".

   Trombosis

   Es un coágulo en el interior de un vaso sanguíneo que puede taponar distintos órganos, algunos vitales (corazón, pulmón, cerebro). Se produce cuando se repara el interior de un vaso mediante colesterol y minerales.

   Sentir: "Me siento ahogado en esta familia, pero ha de estar aglutinada."

7.4   Capilares linfáticos

- **MESODERMO NUEVO**

Conflicto:

Desvalorización moderada. Tener en cuenta la localización del vaso o del ganglio linfático ya que le corresponde el mismo conflicto que al hueso de donde se encuentre. Se aplica lateralidad siendo el lado derecho lo colateral y el lado izquierdo la relación maternofilial.

Fases de la enfermedad:

FA: necrosis.

PCL: relleno con proliferación celular e inflamación lo que aumenta el edema local. Las bacterias ayudan en la reparación.

Síntomas o patologías asociados:

Linfedema

Proceso de curación de un vaso linfático con estancamiento de líquido en el espacio intercelular debido a la inflamación del vaso. Con STCR aumenta el edema local.

Una forma extrema de linfedema es la Elefantiasis o Filariasis linfática en la que la inflación en PCLA es coadyuvada por un germen o parasito.

8   Cuento para pensar

Un hombre mayor y cansado decidió retirarse y marchó a un monasterio perdido en las montañas. Al llegar ahí le pidió a los monjes que le permitieran quedarse a vivir con ellos en el monasterio, para así, poder recibir sus enseñanzas espirituales. Los monjes se dieron cuenta de que el hombre no sabía leer los textos sagrados, puesto que era analfabeto, pero al ver su gran entusiasmo, decidieron dejarlo quedarse a vivir en el monasterio y le propusieron la realización de tareas mundanas a cabo de su preparación espiritual.

– Te encargarás de barrer el claustro cada día– le dijeron.

El hombre estaba feliz y pensó que al menos podría reconfortarse con el silencio reinante en el lugar y disfrutar de la paz del monasterio, lejos del mundanal ruido y de los problemas que tantos años le habían acompañado.

Así, pasaron los meses, y en el rostro del anciano comenzaron a dibujarse rasgos más serenos, se le veía contento, en paz, tranquilo y con una expresión muy luminosa en el rostro. Los monjes, al verlo, se dieron cuenta de que el hombre estaba evolucionando en la senda de la paz espiritual de una manera notable. Así que, un buen día le preguntaron:

Buen hombre, ¿Puedes decirnos qué práctica sigues para hallar sosiego y tener tanta paz interior?

—Nada en especial – contestó, excepto que cada día, con mucho amor, barro el patio lo mejor que puedo. Y al hacerlo, también siento que barro de mí todas las impurezas de mi corazón, borro los malos sentimientos y elimino totalmente la suciedad de mi alma.

CAPÍTULO 4.
SISTEMA ENDOCRINO

1 Introducción al sistema endocrino

La estabilidad interna del organismo u homeostasis se realiza mediante un doble sistema cooperativo integrado por el sistema nervioso y el sistema endocrino, o glandular, coordinados por el hipotálamo. Ante funciones importantes la biología ha previsto la participación conjunta de dos sistemas y, en el curso del desarrollo filogenético, han sido el sistema nervioso y el sistema endocrino los que se han especializado en la regulación interna. Ambos sistemas interactúan y se controlan entre sí. El sistema nervioso controla la secreción de hormonas y las hormonas controlan ciertas acciones del sistema nervioso, aunque tienen varias diferencias. Por ejemplo, el sistema nervioso actúa de forma rápida, sus acciones se llevan a cabo en el orden de segundos y, en general, este controla acciones puntuales o de corta duración, mientras que el sistema endocrino actúa de forma lenta y sostenida en el tiempo. El sistema endocrino es el regulador de la homeostasis corporal y del metabolismo, tanto del anabolismo como del catabolismo, a pesar de los cambios que pueden presentarse en el exterior. El mantenimiento de un ambiente interno constante es necesario para que funcionen adecuadamente todos los componentes celulares de los distintos tejidos del cuerpo. Para que las células funcionen han de recibir a través de la circulación sanguínea un aporte constante de glucosa y de otros elementos, como por ejemplo iones en determinada concentración. Si la cantidad aportada no es la esperada, el funcionamiento celular deja de ser estable, por lo que el mantenimiento de un equilibrio u homeostasis requiere de la acción coordinada de distintos sistemas que recogen información del cuerpo, la integran y dan la respuesta más apropiada.

El sistema endocrino es el aparato encargado de actuar como mensajero para que se coordinen las actividades de diferentes partes del organismo. Representa al organizador del cuerpo y, junto con el sistema nervioso, regula la actividad del organismo. Es el encargado de controlar la homeostasis para que el medio interno esté estable. El sistema nervioso regula mediante el envío de impulsos nerviosos (potenciales de acción) conducidos a lo largo de los axones de las neuronas, que en su botón terminal provocan la liberación de moléculas de neurotransmisores.

El objetivo es excitar o inhibir a otras neuronas específicas, provocar la contracción o relajación de las fibras musculares, o el aumento o disminución de la secreción de las glándulas. No todas las glándulas requieren de la acción de un estímulo nervioso y también ocurre que el sistema nervioso reacciona a estímulos del sistema endocrino que pueden activar o inhibir la generación de impulsos nerviosos.

El sistema endocrino actúa mediante un mediador químico u **hormona**, en lugar de usar impulsos eléctricos como hace el sistema nervioso. El mediador químico es una sustancia, llamada hormona, formado por moléculas que actúan como mensajeros químicos y están encargadas de transmitir señales de una parte a otra del cuerpo. En el caso de las hormonas, la función es actuar sobre las diversas funciones metabólicas del organismo, regulando la velocidad de las reacciones químicas en las células, el transporte de sustancias a través de las membranas celulares y otros aspectos del metabolismo celular, como el crecimiento y el desarrollo.

Una hormona es una sustancia química secretada por una célula o grupo de células, que ejerce efectos fisiológicos sobre otras células del organismo que disponen de un receptor para esa secreción específica.

Algunas hormonas tienen actividades locales en células diana próximas a su lugar de liberación. Otras son generales o circulantes, ya que difunden desde el espacio extracelular al interior de los capilares, son transportadas por la sangre a todos los tejidos del organismo y activan a aquellas células que poseen receptores específicos para ellas y que, por ello, se llaman células diana. Las secreciones hormonales que se producen lo hacen en concentraciones muy bajas y presentan efectos muy importantes.

La secreción hormonal por las glándulas endocrinas es estimulada o inhibida por señales nerviosas, cambios químicos en sangre o la activación por otras hormonas. Por ejemplo, los impulsos nerviosos que llegan a la médula adrenal provocan la liberación de adrenalina, cuando el nivel de calcio en sangre es bajo o alto será la glándula paratiroides la que regulará la secreción de hormona paratiroidea. Y un ejemplo de secreción hormonal por activación hormonal es la liberación de la corticotropina (una hormona de la hipófisis anterior) que estimula la liberación de cortisol por la corteza suprarrenal.

El desarrollo del organismo está en gran medida dirigido por genes y por la interacción de la información genética con un medio. Los genes necesitan que el medio interno sea lo más estable posible para poder expresarse y esa estabilidad la aporta el sistema endocrino. Este conforma los factores epigenéticos fundamentales. Por ejemplo, para que el cerebro se forme, se necesita que actúen diferentes hormonas, como las gonadales y tiroideas, que facilitan la expresión génica.

▪ SISTEMA NERVIOSO Y SISTEMA ENDOCRINO: DIFERENCIAS

Los dos sistemas, el nervioso y el endocrino, se hallan, a su vez, coordinados entre sí para una mejor actuación mediante un suprasistema central denominado *sistema neuroendocrino*. Los impulsos nerviosos tienden a producir sus efectos con gran rapidez, en unos pocos milisegundos y bajo el efecto de "todo o nada", mientras que algunas hormonas pueden actuar en segundos y otras, en cambio, pueden tardar varias horas o más en llevar a cabo sus efectos y son de intensidad graduada.

Sistema nervioso:
- Estímulos nerviosos.
- +/- actividad.

Sistema endocrino:
- Estímulos químicos u hormonas > órgano diana con receptores específicos.
- Regula el metabolismo.
- Compuesto por secreciones internas.
- Se libera en forma de pulsos (no continuamente).

Generalmente, el sistema endocrino se encarga de procesos corporales que ocurren lentamente, como el crecimiento celular. Los procesos más rápidos, como la respiración y el movimiento corporal, están controlados por el sistema nervioso.

2 Embriología e histología

El sistema endocrino está formado en la mayor parte del sistema por **tejido glandular**, **adenoideo** o **endocrino**. La corteza de la glándula suprarrenal y del tejido intersticial de las gónadas pertenece al mesodermo nuevo, páncreas y neurohipófisis son tejido conjuntivo, y los conductos tiroideos están conformados por tejido epitelial de origen ectodérmico.

2.1 Modelo epidérmico y gaznate

MODELO EPIDÉRMICO	MODELO GAZNATE
No está afectado el sistema	Exconductos tiroideos

3 Anatomía del sistema endocrino y principales hormonas implicadas

Está compuesto por un grupo de órganos llamados glándulas, como la hipófisis (también conocida como pituitaria), pineal, tiroides, paratiroides, suprarrenal, páncreas endocrino y gónadas (testículos y ovarios). Hay órganos que contienen tejido endocrino, pero no son glándulas endocrinas solamente, ya que la función endocrina no es su función principal, como el timo, el corazón, el páncreas, el estómago, el hígado, el intestino delgado, los riñones, los ovarios, los testículos, la placenta, células del tejido adiposo o de la sangre como los linfocitos o, incluso, el sistema nervioso. El funcionamiento anómalo de una glándula puede tener consecuencias serias en la salud. Las patologías hormonales pueden deberse a una hipersecreción (exceso o hiperfunción) o a una hiposecreción (por defecto o por hipofunción glandular).

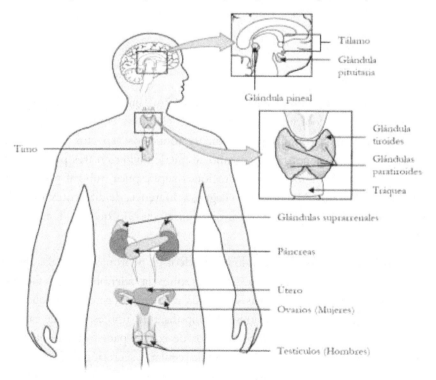

Figura 1. Componentes del sistema endorino | Fuente: Anatomy and Physiology por Rice University, bajo licencia Creative Commons / Modificada.

3.1 Características generales

- Constituyen órganos macizos.
- Carecen de conductos excretores.
- Los acinos glandulares están rodeados por tejido conectivo o conjuntivo de sostén que les proporciona vasos sanguíneos, capilares linfáticos y nervios. Poseen una rica red de vasos sanguíneos.
- Sus células elaboran y secretan hormonas.
- Las células ejecutan su acción de acuerdo con la naturaleza química de la hormona (lipofílica o no).
- Las células almacenan su secreción de diferentes formas, de acuerdo con la naturaleza química hormonal.
- Las células glandulares poseen características histológicas acorde a la naturaleza química del producto elaborado.
- Se pueden originar de cualquiera de las tres hojas embrionarias.

Las hormonas circulantes innecesarias son inactivadas por el hígado y excretadas por los riñones.

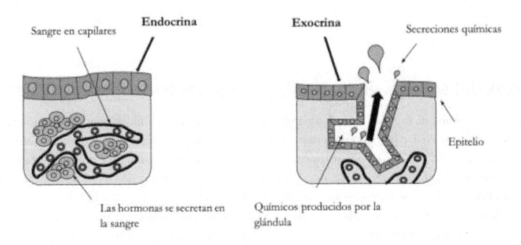

Figura 2. Diferencia entre la glándula endocrina y exocrina| Fuente: Wikimedia Commons, bajo licencia Creative Commons / Modificada.

3.2 Hipotálamo

Es una estructura nerviosa, de apenas 5 a 8 g de peso y apenas 4 cm^3, que posee tejido endocrino que activa la acción de la glándula hipófisis y esta, a su vez, coordina la acción de otras glándulas endocrinas. A este sistema se lo denomina eje *hipotálamo-hipofisiario*, que en conjunto regula prácticamente todos los aspectos del crecimiento, el desarrollo, el metabolismo y la homeostasis del organismo. El hipotálamo se puede dividir en tres partes diferentes (región anterior, media y posterior, que se conocen comúnmente como regiones supraóptica, tuberal y mamilar), aunque tiene varios núcleos encargados de diversas funciones. Al hipotálamo llegan, a diferencia de diferentes áreas del encéfalo, señales que informan de la concentración en sangre de hormonas u otras sustancias, lo que produce la activación glandular para estimular a la glándula hipófisis.

Está situado por debajo del tálamo y está constituido por núcleos de neuronas especiales que sintetizan y secretan las hormonas liberadoras o inhibidoras que actúan, a su vez, sobre la adenohipófisis, facilitándola o inhibiéndola, respectivamente. La activación entre ambas glándulas se efectúa mediante una red de pequeños vasos sanguíneos que proceden del hipotálamo y que desembocan en los sinusoides hipofisarios (tipo especial de capilares). Cuando llegan a la hipófisis anterior, se ponen en contacto con los distintos tipos de células para facilitar o inhibir su función secretora. Sintetiza al menos 9 neurohormonas diferentes con la función de regular la secreción de hormonas de la hipófisis anterior, ya sea inhibiendo o estimulando la secreción, y 2 hormonas que posteriormente son transportadas hasta la neurohipófisis, en donde son liberadas a la sangre. Estas dos últimas son la ADH (o vasopresina) y la oxitocina.

▪ HORMONAS QUE ACTÚAN SOBRE LA PARTE ANTERIOR DE LA HIPÓFISIS

Las neurohormonas que controlan la adenohipófisis son liberadas por las neuronas parvocelulares del hipotálamo en el sistema vascular especializado, llamado porta hipotalámico-hipofisiario, que garantiza que el producto no se diluya en la circulación sanguínea general, sino que ha de llegar a la adenohipófisis.

- La hormona liberadora de gonadotropina GnRH, que en la hipófisis provoca la liberación de la hormona luteinizante (LH) y foliculoestimulante (FSH).
- Liberadora de tirotropina (TRH), que también estimula la prolactina y la tirotropina.
- Liberadora de corticotropina (CRH), que estimula la hormona adrenocorticotropica.
- La hormona de crecimiento (GHRH), que estimula la somatotropina (GH).
- La hormona inhibidora (dopamina, PIH) de la prolactina.
- La hormona inhibidora (somatostatina, GHRIH) de la hormona del crecimiento, que también puede inhibir la prolactina y la tirotropina
- La hormona liberadora (MSH) e inhibidora (MIF) de la hormona melanocito-estimulante.

▪ ¿CÓMO ACTÚA EL HIPOTÁLAMO?

El hipotálamo actúa como una central receptora de señales procedentes de diversas zonas del encéfalo, así como de órganos internos, por lo que capta el estado fisiológico del organismo y las experiencias emocionales, el miedo, las experiencias dolorosas o estresantes, y produce así cambios en su actividad. Por un lado, recibe la información contextual procedente de la corteza cerebral, la amígdala y la formación del hipocampo y, por otro, de las partes inferiores o más alejadas, las aferencias sensitivas: vía sensitiva visceral, somatosensitiva, señales quimiosensitivas y humorales. Una vez comparada y procesada la información, devuelve la respuesta apropiada: motora-somática, visceral, conductual y neuroendocrina. De tal modo que el hipotálamo controla el sistema nervioso autónomo, regula la temperatura corporal, el hambre, la sed, la conducta sexual, las conductas emocionales de miedo o rabia y las reacciones defensivas como el ataque o la huida.

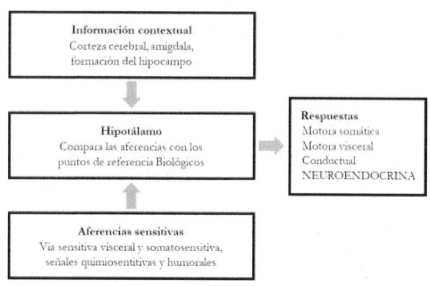

Figura 3. Esquema del funcionamiento del hipotálamo | Elaboración propia

▪ FUNCIONES

Algunas de sus funciones son regular:

- La temperatura corporal.
- El parto y la producción de leche.

- Las emociones.
- El crecimiento.
- El equilibrio de sal y agua: equilibrio hidroelectrolítico.
- El sueño: N. supraquiasmático.
- La libido, conducta sexual y reproducción: N. preóptico medial y lateral.
- El peso y el apetito: núcleo ventromedial, regulando la sensacion de saciedad.

3.3   Hipófisis o glándula pituitaria

Es una glándula pequeña de menos de 1 cm de diámetro que se ubica dentro de la silla turca del esfenoides. Está unida al hipotálamo por el llamado tallo de la hipófisis o infundíbulo. Tanto anatómicamente como funcionalmente, la hipófisis se divide en 2 porciones con un área intermedia:

- **Hipófisis anterior o adenohipófisis**, considerada de tejido endodérmico, ocupa la mayor parte de la glándula y su parte secretora está formada por tejido epitelial especializado.
- **Hipófisis posterior o neurohipófisis**, de tejido ectodérmico formada por tejido nervioso, ya que contiene los axones neuronales de unos núcleos especializados del hipotálamo. Almacena y libera hormonas, pero no las sintetiza. En respuesta a los mensajes eléctricos del hipotálamo, la glándula pituitaria libera las siguientes hormonas:
  - o   ADH; **hormona antidiurética** o argininavasopresina (AVP), que estimula a los riñones para que reabsorban fluido o produzcan menos orina.
  - o   **oxitocina**; inicia el parto, las contracciones uterinas y la expulsión de leche en las madres, además de tener importante participación en el vínculo de apego madre-hijo y en el sistema de conexión social.
- **Parte intermedia:** más diferenciada en animales que humanos y que tiene como función la síntesis de la **hormona estimulante de melanocitos** (MSH).

- ■ **HORMONAS LIBERADAS POR LA GLÁNDULA PITUITARIA EN LA ADENOHIPÓFISIS**

En respuesta a los mensajes hormonales del hipotálamo, la glándula pituitaria libera las siguientes hormonas:
- **GH (hormona del crecimiento) o somatotropina**, que aumenta el tamaño de los músculos y los huesos. No funciona a través de una glándula diana, sino que actúa sobre casi todos los tejidos del organismo.
- **Células lactotropas**, que sintetizan la prolactina (PRL). Estimula el tejido de los senos en madres lactantes para que produzca leche.
- **Células tirotropas**, que producen la hormona estimulante de la glándula tiroides o tirotropina (TSH).
- **Células corticotropas**, que sintetizan la hormona estimulante de la corteza suprarrenal o corticotropina (ACTH) –u hormona adrenocorticotrópica– y la hormona estimulante de los alfamelanocitos (α-MSH). Otras hormonas son la beta-endorfina (β-LPH 6191) y la beta-lipotropina (β-LPH).
- **Células gonadotropas**, que producen las hormonas estimulantes de las gónadas (glándulas sexuales: ovarios y testículos) o gonadotropinas (GnSH), que son la hormona folículo-estimulante (FSH) –que estimula la producción de folículos del ovario– y la hormona luteinizante (LH) –que estimula a los ovarios para producir estrógeno y, en el caso de los testículos, estimula producción de espermatozoides en los hombres–.

- ■ **GLÁNDULAS DIANA**
  - La glándula tiroides, mediante la tirotropina o TSH.
  - La corteza suprarrenal, mediante la ACTH o corticotropina.

- Los ovarios y los testículos (gónadas o glándulas sexuales), mediante las gonadotropinas, que son la FSH (hormona folículoestimulante) y la LH (hormona luteinizante).
- Las glándulas mamarias, mediante la prolactina o PRL.
- Los tejidos del cuerpo en el crecimiento.

- **FUNCIONES**

Sus funciones, básicamente, están en relación con:
- el crecimiento,
- la gestión del metabolismo y del tiempo,
- la reproducción,
- la lactancia,
- el equilibrio hídrico.

IMPORTANTE: No todas las glándulas endocrinas están bajo el control de la hipófisis, ya que algunas responden de forma directa o indirecta a las concentraciones de sustancias en la sangre:
- Las células del páncreas que secretan insulina responden a la glucosa y a los ácidos grasos.
- Las células de la glándula paratiroides responden al calcio y a los fosfatos.
- La secreción de la médula suprarrenal (parte de la glándula suprarrenal) es producto de la estimulación directa del sistema nervioso simpático.

Algunos órganos secretan hormonas o sustancias semejantes a hormonas porque tienen tejido endocrino, aunque no son considerados como parte integrante del sistema endocrino. Algunos de estos órganos producen sustancias que actúan únicamente en las zonas más cercanas al punto de su liberación, mientras que otros no secretan sus productos dentro del flujo sanguíneo. Por ejemplo, el cerebro produce muchas hormonas cuyos efectos están limitados al sistema nervioso principalmente.

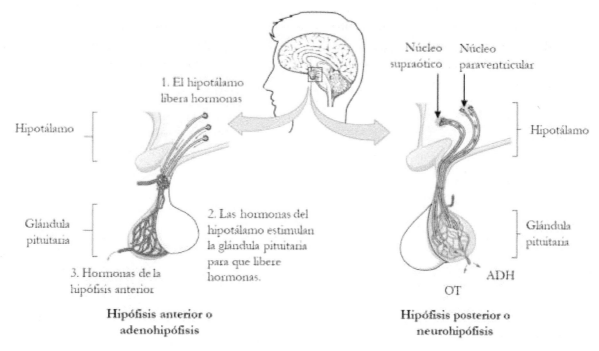

Figura 4. Hipófisis o glándula pituitaria y sus partes | Fuente: Anatomy and Physiology por Rice University, bajo licencia Creative Commons / Modificada.

3.4   Glándula tiroides

Es un órgano pequeño de unos 20 gramos muy vascularizado que está ubicado por delante de la tráquea y debajo de la laringe, que tiene dos lóbulos, de folículos similares a sacos, unidos entre sí por el istmo.

- **FUNCIONES**

Su función es la secreción de dos hormonas que contienen iodo, la tiroxina (T_4) y la triyodotironina (T_3), y una hormona que no contiene iodo y que participa en el metabolismo del calcio, calcitonina, esta última secretada por las células C o parafoliculares. Como en el organismo no hay iodo, es necesaria la ingesta de 1 mg de iodo por semana aproximadamente. Del sistema digestivo pasa a sangre y de ahí al riñón, desde donde es excretado el sobrante que no ha sido captado por las células foliculares tiroideas. Las hormonas tiroideas son liposolubles y pueden atravesar la membrana plasmática de sus células diana por difusión o por un proceso mediado por transportador. Una vez en el citoplasma, entran en el núcleo donde están sus receptores que, por tanto, son receptores nucleares y se unen al ADN en la región promotora de genes regulados por dichas hormonas, de modo que la unión de T_3 y T_4 a sus receptores promueve la transcripción de un gran número de genes codificadores de un amplio rango de proteínas.

Las hormonas tiroideas producen un incremento generalizado de la actividad funcional de todo el organismo: crecimiento en el feto hasta la adolescencia –más acelerado–, estimulación de los procesos mentales, más actividad física, captación de aminoácidos en las células y la síntesis de proteínas estructurales y funcionales específicas; y la actividad de la mayor parte de las glándulas endocrinas está aumentada. Participan en la producción de calor y el consumo de oxígeno. La acción productora de calor es importante para la regulación de la temperatura corporal y la adaptación a ambientes fríos.

A nivel nutricional, tienen acción sobre el metabolismo de las grasas, en las que produce una depleción de los depósitos de las grasas corporales (lipolisis) con una disminución de peso y una reducción de los niveles de colesterol y otros lípidos en plasma. En los hidratos de carbono aumentan la absorción intestinal de glucosa y la captación de la misma por las células del organismo, sobre todo las musculares y adiposas. Facilitan la gluconeogénesis porque aumentan la disponibilidad de los materiales necesarios (aminoácidos y glicerol), actúan directamente sobre los enzimas implicados en la glicolisis, activándolos, y potencian de un modo indirecto la acción sobre los hidratos de carbono de otras hormonas como la insulina y las catecolaminas.

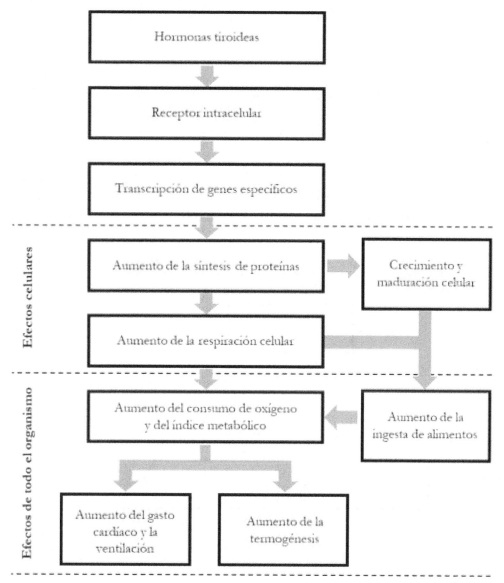

Figura 5. Esquema del funcionamiento de la glándula tiroides | Fuente: Pocock G, Richards ChD. Fisiología Humana. 2ª ed. Barcelona: Ed. Masson; 2005. p. 231.

3.5   Glándula paratiroides

Son 4 pequeñas glándulas, dos superiores y dos inferiores, que se encuentran situadas por detrás y muy próximas a la glándula tiroides y tienen la función de sintetizar y secretar la paratohormona u hormona paratiroidea (PTH), con un papel fundamental en la regulación del metabolismo del calcio. Este, además de ser un componente de los huesos, desempeña un papel esencial en muchos aspectos de la función de las células del organismo. Un adulto cuenta con aproximadamente 1 kilo de calcio, la inmensa mayoría del cual, cerca de un 99 %, se encuentra en forma de cristales de hidroxiapatita dentro de los huesos y los dientes y, el resto, en tejidos blandos. El 1 % restante se encuentra en forma de sales de fosfato cálcico y es una reserva de calcio que se puede liberar fácilmente en respuesta a las alteraciones que se produzcan en los niveles del calcio en el plasma. El sistema digestivo y los riñones son los responsables de la gestión del calcio ingresado al organismo. En la regulación de los niveles de los minerales en plasma intervienen tres hormonas principales que realizan sus efectos sobre el hueso, el riñón y el intestino, y son la vitamina D, la paratohormona y la calcitonina.

El hueso es un órgano que está en constante formación y es la degradación de sus componentes lo que permite un remodelado constante del esqueleto según las necesidades mecánicas. Los osteoblastos son células formadoras de hueso y los osteoclastos son células que degradan el hueso, lo que libera calcio y fosfato, que pasan al plasma. Una vez secretada por las glándulas paratiroides, el hueso y el riñón la captan mediante receptores para la PTH. En el hueso promueve su degradación y el aumento en sangre de fosfatos y calcio. En el riñón promueve la reabsorción de calcio a la sangre, con lo que disminuye la cantidad de calcio que es eliminada por la orina y, por tanto, aumentan los niveles de calcio en plasma. En ambos casos el efecto de la PTH es aumentar los niveles de calcio en plasma y disminuir los de fosfato.

Hay otras hormonas, como la testosterona y el estradiol, que son necesarias para mantener la tasa normal de hueso en hombres y mujeres. El estradiol de la mujer disminuye después de la menopausia, por lo que expone a las mujeres a padecer osteoporosis. En el hombre, el proceso de disminución hormonal es más lento y sus consecuencias aparecen más tarde. Los glucocorticoides, que participan en la regulación del metabolismo de carbohidratos, también modulan la masa ósea.

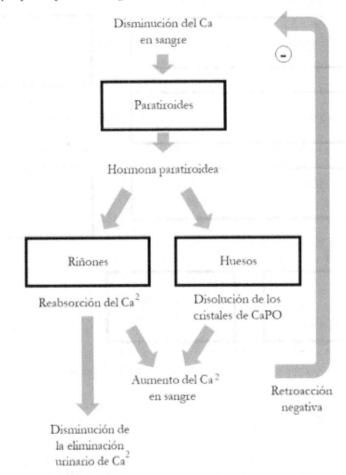

Figura 6. Esquema del funcionamiento de la glándula paratiroides | Fuente: Fox SI. Fisiología Humana. 7ª ed. Madrid: McGraw-Hill-Interamericana; 2003. p. 320.

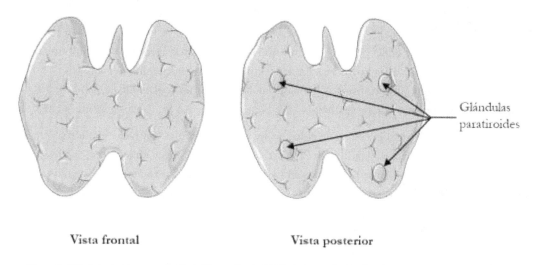

Vista frontal   **Vista posterior**

Figura 7. Glándula tiroides y paratiroides | Fuente: Servier Medical Art por Servier, bajo licencia Creative Commons / Modificada.

3.6   Glándulas suprarrenales

Son dos glándulas ubicadas sobre el polo superior de los riñones. Están muy vascularizadas. Cada glándula consta de dos partes, corteza y médula, tanto a nivel biológico como funcional. La corteza suprarrenal (que constituye el 80 % de la glándula) y la médula adrenal (que constituye el 20 % de la glándula).

La médula adrenal deriva de la cresta neural embrionaria, se considera un ganglio simpático modificado y secreta sus hormonas como respuesta a la activación del sistema nervioso simpático, por lo que actúa como parte del sistema nervioso simpático ante el estrés. Almacena las catecolaminas –u hormonas adrenalina y noradrenalina–, que son liberadas como reacción a una estimulación general del sistema nervioso simpático y preparan al organismo para afrontar una situación de estrés.

▪ FUNCIONES

La adrenalina es más potente que la noradrenalina y se libera en mayor cantidad, un 80 % de adrenalina y un 20 % de noradrenalina, y ambas son inactivadas de un modo muy rápido, teniendo una vida en plasma de 1-3 minutos. Son captadas por las terminales simpáticas o inactivadas en tejidos como el hígado, los riñones o el cerebro. Ambas hormonas aumentan la presión sistólica, estimulan la frecuencia cardíaca y la contractilidad del corazón y, por tanto, aumentan el gasto cardíaco. La adrenalina, además, reduce la presión diastólica como consecuencia de la vasodilatación, sobre todo de vasos del nivel músculo-esquelético, mientras que la noradrenalina aumenta la presión diastólica por una vasoconstricción más generalizada.

Ambas hormonas causan dilatación de las pupilas y la adrenalina, además, produce broncodilatación y reduce la motilidad del intestino. La adrenalina aumenta el consumo de oxígeno y la termogénesis –igual que las hormonas tiroideas–, y estimula la degradación de glucógeno en el hígado (glucogenólisis), con el consiguiente aumento de los niveles de glucosa en plasma; en cambio, la noradrenalina, apenas tiene efectos en la glucogenólisis. El propósito del sistema simpático es proporcionar una activación extra del cuerpo en estados de estrés, es lo que se llama la respuesta simpática al estrés.

3.7 Corteza suprarrenal

Es la parte externa que representa el 80 % de la glándula que secreta corticoesteroides y la componen 3 zonas distintas:

- zona glomerular, que secreta unas hormonas llamadas mineralcorticoides (aldosterona);
- zona fascicular, que secreta unas hormonas llamadas glucocorticoides (cortisol);
- zona reticular, que secreta esteroides sexuales.

Todas ellas son sintetizadas a partir del esteroide colesterol y tienen fórmulas químicas similares. Una vez realizada su función, los corticoides se degradan en el hígado y un 25 % se excretan en la bilis y en las heces, y un 75 % en la orina. La aldosterona tiene como función la reabsorción de sodio a nivel de la parte distal de las nefronas, en los riñones, con lo que el sodio se recupera a la sangre y no se pierde en la orina. Este efecto se realiza mediante un intercambio con potasio, que se elimina por la orina y no se acumula en el organismo. El cortisol desempeña un papel fundamental en la respuesta del organismo al estrés, tanto físico como emocional. Actúa como antiinflamatorio, inmunodepresor, aumenta el tono vascular y hace a los vasos sanguíneos más sensibles a los vasoconstrictores, con lo que contribuye a elevar la presión arterial y tiene efectos sobre el sistema nervioso central, produciendo euforia y otros cambios de humor.

- **SECRECIÓN**

El control central de su secreción corresponde al hipotálamo a partir de diversas situaciones de estrés (traumatismos físicos o emocionales, infecciones, intenso calor o frío, estímulo simpático intenso, etc.) y secreta la hormona liberadora de corticotropina (CRH) que actúa sobre la adenohipófisis; así, esta libera corticotropina (ACTH). En cuestión de minutos este incremento de ACTH es seguido por un incremento en la secreción de cortisol por la corteza suprarrenal. Es decir, hay un eje de regulación hormonal: hipotálamo (CRH), adenohipófisis (ACTH), corteza suprarrenal (cortisol). Este último inicia una serie de procesos metabólicos para aliviar los efectos nocivos del estado estresante y, además, ejerce un control negativo (*feedback* negativo) sobre la secreción de hormona liberadora de corticotropina (CRH) y de corticotropina (ACTH) por el hipotálamo y la adenohipófisis. La corteza suprarrenal secreta también pequeñas cantidades de andrógenos débiles que se convierten en testosterona en los tejidos periféricos y cantidades, menores aún, de progesterona y estrógenos. En la mujer, los andrógenos suprarrenales contribuyen a la libido. Asimismo, los andrógenos suprarrenales contribuyen al crecimiento prepuberal y al desarrollo del pelo axilar y púbico, tanto en chicas como en chicos.

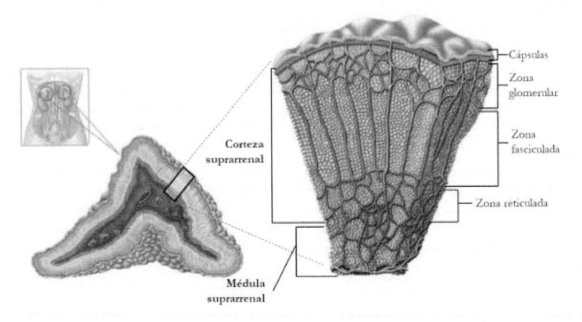

Figura 8. Anatomía de las glándulas y corteza suprarrenales | Fuente: Wikimedia Commons, bajo licencia Creative Commons / Modificada.

3.8   Páncreas endocrino

El páncreas tiene dos funciones, exocrina (digestiva) y endocrina (hormonal); esta última realizada por los islotes celulares o islotes de Langerhans. Cuenta con alrededor de 1 millón de islotes, organizados alrededor de capilares e inervados por fibras simpáticas y parasimpáticas del sistema nervioso autónomo. En estos islotes se encuentran 3 tipos de células que se regulan entre sí:

- células alfa, que secretan glucagón;
- células beta, que secretan insulina;
- células delta, que secretan somatostatina.

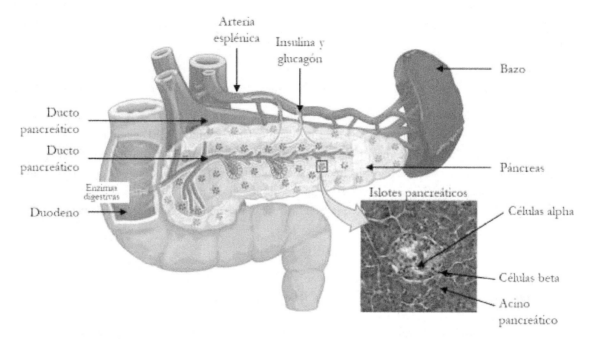

Figura 9. Anatomía del páncreas | Fuente: Anatomy and Physiology por Rice University, bajo licencia Creative Commons / Modificada.

- **FUNCIONES**

El glucagón es una hormona contrarreguladora de insulina, es decir, actúa cuando la persona está varias horas sin ingerir alimento para poder obtener energía (glucosa) a través de la glucolisis y glucogenólisis. La función principal del páncreas endocrino es regular la glucemia o los niveles de glucosa en plasma.

El páncreas fabrica la insulina que sale del páncreas y se vierte en la sangre de la vena porta, por lo que llega al hígado, donde ejerce su principal influencia sobre el metabolismo de los hidratos de carbono, va al músculo y el tejido adiposo. El hígado actúa como central de reserva. La insulina actúa uniéndose a receptores glucoproteicos de la superficie celular de las células diana (actúa como una llave que se une a receptores específicos celulares y abre la puerta de nuestras células, para que los hidratos de carbono puedan ser utilizados por las mismas y conseguir su aporte de energía para seguir viviendo), dando lugar a la inserción de transportadores de glucosa preformados, con lo que aumenta la captación de glucosa por las células diana. Aunque en sangre hubiera hidratos de carbono, si no tuviéramos insulina, no podríamos utilizarlos, como ocurre en la diabetes mellitus.

La secreción de insulina se produce cuando los niveles de glucosa en plasma (glucemia) son bajos y se activan las células beta de los islotes pancreáticos, estimulando la secreción de insulina.

La insulina, pues:

- aumenta la captación de glucosa de tejidos –sobretodo músculo-esquelético–,
- inhibe la gluconeogénesis hepática,
- inhibe la glucogenólisis hepática,
- es antilipolítica,
- inhibe la secreción de glucagón por las células alfa pancreáticas.

▪ GLUCAGÓN

Es liberado por las células alfa de los islotes de Langerhans del páncreas y, al contrario que la insulina, eleva el nivel de glucosa en sangre. Su principal tejido diana es el hígado, ya que facilita la captación de aminoácidos, de grasas y aumenta la glucogenólisis hepática.

Cuando el nivel de azúcar en sangre desciende por disminución de la ingestión de glucosa por ayuno, se utiliza en exceso durante el ejercicio o en situaciones de estrés, se libera glucagón, que es el solicitante de glucógeno al hígado.

Para el organismo es vital mantener constante el nivel de glucemia, ya que hay ciertos tejidos, como el sistema nervioso central, la retina y el epitelio germinal, que solo pueden nutrirse mediante la glucosa. El sistema nervioso central requiere unos 110 gramos de glucosa cada día, de modo que más de la mitad de toda la glucosa formada por gluconeogénesis durante el período entre digestiones se usa para sus necesidades metabólicas. El sistema nervioso central es diferente a los otros tejidos, ya que puede captar glucosa sin intervención de la insulina, aunque algunas zonas del cerebro, como el hipotálamo, son sensibles a la insulina y es posible que esta hormona intervenga en el control del apetito.

3.9   Hormonas sexuales masculina y femenina

Las hormonas sexuales son las sustancias que fabrican y segregan las glándulas sexuales a partir de la estimulación hipofisaria, mediante las hormonas foliculoestimulante (FSH) y luteinizante (LH). El ovario produce hormonas sexuales femeninas, es decir, estrógenos y gestágenos, mientras que el testículo produce hormonas sexuales masculinas o andrógenos. El estrógeno más importante que sintetiza el ovario es el estradiol, mientras que la progesterona es el más importante de los gestágenos. La testosterona es el andrógeno que produce el testículo.

▪ FUNCIONES

Las hormonas sexuales femeninas desempeñan una función vital en la preparación del aparato reproductor para la recepción del esperma y la implantación del óvulo fecundado, mientras que los andrógenos intervienen de manera fundamental en el desarrollo del aparato genital masculino.

3.10 Glándula Pineal

Es una pequeña glándula ubicada en la base del cerebro por detrás del 3° ventrículo que secreta melatonina (cualidad secretora) y lo hacen en base a la captación de luz (cualidad absortiva).

▪ FUNCIONES

Permite la regulación del ciclo circadiano de vigilia-sueño.

4 Descodificación Biológica del sistema endocrino

4.1 Función biológica

Cada órgano tiene una función que puede alterarse y, en el caso del sistema hormonal, producir más o menos cantidad de hormonas, lo que afecta al equilibrio corporal.

4.2 Capas embrionarias, tejido y conflictos por órganos:

Endodermo	Mesodermo Antiguo	Mesodermo Nuevo	Ectodermo
Tejido adenoideo o glandular. Capa submucosa.	Tejido mesotelial. Capa serosa.	Tejido conjuntivo.	Epitelio plano estratificado. Capa mucosa.
Conflicto: Arcaico o vital.	Conflicto: Agresión.	Conflicto: Rendimiento.	Conflicto: Relacional.
- Adenohipófisis. - Tiroides. - Paratiroides. - Médula suprarrenal. - Pineal		- Corteza suprarrenal. - Gónadas: tejido intersticial.	- Exconductos tiroideos. - Páncreas endocrino. - Neurohipófisis. - Hipotálamo.

5 Estudio por órganos

5.1 Hipotálamo

Es un núcleo del sistema nervioso que, junto con el tálamo y epitálamo, conforma el diencéfalo. Sigue el llamado patrón oncoequivalente.

- **ECTODERMO**

Conflicto:

No hay posibilidad alguna ni salida a la vista. Similar al conflicto del tálamo (centro de la personalidad) que es "desesperación total".

Fases de la enfermedad:

FA: Sensación de nerviosismo, conmoción, agitación. Insomnio simpaticotónico. La detención de su actividad afecta al SNV, a los valores hemáticos y a la glándula hipófisis.

PCL: Normalización de parámetros. Edema cerebral del FH que puede llegar a hidrocefalia. Infección o inflamación.

Síntomas o patologías asociados:

Las causas más comunes de disfunción hipotalámica son cirugía, traumatismo (lesión), infección, inflamación (encefalitis, meningitis), tumores y radiación.

También hay enfermedades genéticas como el síndrome de Prader-Willi, en el que hay una anomalía del cromosoma 15 que altera el funcionamiento normal del hipotálamo, dando como resultado procesos que provocan problemas de hambre, crecimiento, desarrollo sexual, temperatura corporal, estado de ánimo y sueño.

Los síntomas más comunes de una alteración hipotalámica son apetito voraz, aumento de peso, sed excesiva (diabetes), ya que el hipotálamo secreta vasopresina y su bloqueo conlleva: la incapacidad de los riñones para conservar el líquido, temperatura corporal muy baja, enlentecimiento del ritmo cardíaco, pérdida de la visión (presión del núcleo supraóptico), pubertad precoz; o bien, retraso en el desarrollo, macrocefalia, trastorno del ciclo de sueño y vigilia por alteración de las conexiones existentes entra la retina ocular y el núcleo supraquiasmático, que regulan los ritmos circadianos. Al incidir en el estado de alerta, puede ser que un daño en el hipotálamo produzca somnolencia y cansancio continuo. Problemas de memoria y de expresión emocional, sobre todo si se dañan los cuerpos mamilares del hipotálamo. Esto se debe a que el hipotálamo forma parte del circuito de Papez, conectándose con regiones límbicas que son necesarias para el recuerdo y la experimentación de emociones.

- **PALABRAS Y EXPRESIONES RELATIVAS AL HIPOTÁLAMO**

Desesperación, vivir-morir, salida.

5.2 Hipófisis o glándula pituitaria

- **ENDODERMO: ADENOHIPÓFISIS**

Conflicto:

Bocado imposible de atrapar. No conseguir la presa (objetivo).

Fases de la enfermedad:

FA: Hipersecreción o crecimiento celular (adenoma hipofisario); otros síntomas, como acromegalia o prolactinoma (tumor).

PCL: Degradación de las células y disminución de la función, provocando déficit como en la impotencia o la hiposecreción.

Síntomas o patologías asociados:

Lesiones por traumatismos, quistes, cirugías, infecciones, lesiones vasculares, tumores. Generalmente los tumores son benignos (adenomas hipofisarios). Cuando un tumor u otro cuadro provocan hipersecreción, da lugar a cuadros clínicos muy característicos. Así, el exceso de prolactina produce alteraciones menstruales y secreción de leche por el pezón.
- **Hiper- o hiposecreción** de cualquiera de las hormonas que sintetiza o almacena.
- **Hiper- o hiposecreción** de somatotropina u hormona del crecimiento.

Somatotropina STH u hormona del crecimiento

Conflicto de no estar a la altura para atrapar el bocado. "No llego a lo que me piden, a lo que me exigen." "No conseguir la presa (objetivo) por ser inalcanzable", ya que el individuo es demasiado pequeño.

Tenemos 2 variantes con las mismas causas de activación:
- Gigantismo
  - o Se da desde la niñez cuando aún no se cierran las placas de crecimiento. Hipersecreción de STH en el niño, cuyos discos epifisiarios de los huesos largos aún persisten.
- Acromegalia
  - o Cuando se han cerrado las placas de crecimiento y los huesos siguen creciendo. Enfermedad que se caracteriza por crecimiento de las vísceras, de partes blandas en manos y pies y por un aspecto facial característico. Conflicto de "tengo que impresionar al otro para defenderme". "Tengo que ser muy fuerte."

Ejemplo: De niña tiene que correr siempre detrás de su hermana mayor para no quedarse sola. Desde la adolescencia que se entrena y se dedica a correr media maratón. Presenta aumento de somatotropina.

- Acondroplasia o enanismo
  Conflicto de "crecer es peligroso", crecer acerca a la muerte, crecer me hace más visible al depredador. Para la madre o el padre es importante tener un "niño pequeño" de quien ocuparse, no puede volverse adulto. Lo mismo ocurre con algunas discapacidades, donde los padres tienen una función que perdura en el tiempo.
- Disminución o detención del crecimiento
  Ver agresiones en concepción, embarazo, nacimiento y primera infancia.

Tumor de adenohipófisis

Crecimiento anormal en la hipófisis. Los adenomas hipofisarios pueden existir durante muchos años sin que den ningún síntoma, especialmente si son pequeños, pero también pueden producir dolores de cabeza, alteraciones en el campo visual.

Ejemplo: Mujer 29 años que presenta tumor de adenohipófisis (adenoma). Es la pequeña de 6 hermanos y como no hay lugar en la mesa come a un lado. Siente "soy pequeña, nunca llegaré a ser como ellos".

Ejemplo: Hombre de 62 años que desarrolla un tumor de adenohipófisis después de un fuerte conflicto con su mujer, quien le dijo: "Nunca has estado a la altura de las circunstancias".

Hormona Prolactina PRL

Conflicto: Se ha de producir leche para salvar a un "niño" o una persona que se considere que necesita ayuda (padre, hermano). Sentir enorme impotencia por no poder alimentar, proteger al niño. Cuando hay una alteración de los niveles de prolactina en la sangre recomendamos buscar el conflicto programante en transgeneracional.

Hormona ACTH o adrenocorticotropina

- Aumento de hormona ACTH:
  Da lugar a la enfermedad de Cushing, con síntomas de obesidad central con pérdida de masa muscular, hipertensión, cara con aspecto de luna llena y otras alteraciones.
  Conflicto: Tengo que conseguir tomar la buena dirección.

- Déficit de hormona ACTH:
  Es la hormona que estimula la corteza suprarrenal que produce de forma secundaria una deficiencia de cortisol, es decir, una insuficiencia corticosuprarrenal secundaria. Puede ser por alteración hipofisaria o suprarrenal o exceso de glucocorticoides (exógenos), iatrogenia. Cursa con hipotensión, pérdida de peso, fatiga, estado anímico bajo.

- Disminución o deficiencia de la ACTH o corticotropina:
  Ver inadecuación querer, poder y deber encontrar la buena dirección.
  Conflicto: No saber hacia dónde ir, qué proyecto escoger, qué dirección o elección es la adecuada en la vida. Duda continua. Conflicto del cordero.

Ejemplo: Hombre de 27 años con adicción al alcohol que, por caída cuando estaba ebrio, se golpea la cabeza y presenta lesión hipofisaria con disminución de la secreción de ACTH. "Nunca supe cuál era la dirección correcta."

Disminución de gonadotropinas GnSH estimulantes de ovarios y testículos

FSH (hormona folículo estimulante) y la LH (hormona luteinizante).

Conflicto: "No soy suficiente o no estoy a la altura para seducir al otro, para tener buenas relaciones".

Impotencia o frigidez

Por disminución de hormonas estimulantes de las glándulas sexuales: ovarios y testículos.

Ejemplo: Mujer 54 años con cáncer de huesos que después del tratamiento de quimioterapia queda calva. Su marido deja de mirarla, no duerme en la misma cama y no quiere tener relaciones sexuales. Ella dice: "no puedo dar ni recibir placer, me siento impotente y siento que lo pierdo".

- ## PALABRAS Y EXPRESIONES RELATIVAS A LA HIPÓFISIS O GLÁNDULA PITUITARIA

Altura, alto, mejor, excelente, llegar a lo más alto…

"Esto no va a funcionar"; "nunca me da resultado nada de lo que pruebo"; "yo no podré conseguirlo"; "otros lo consiguen, pero yo no"; "tenía un listón altísimo".

Actitud: perfeccionismo, exigencia, precisión, querer la excelencia, excelsitud, nunca estar satisfecho e ir a por más y más.

▪ ECTODERMO: NEUROHIPÓFISIS

Hormonas oxitocina OX y antidiurética ADH –o vasopresina HAD–.

Conflicto:

No poder hacer nada con un problema. Sentirse sin posibilidades, sin salida.

Fases de la enfermedad:

FA: Exceso o, más usualmente, déficit en la producción de la ADH (hormona antidiurética o vasopresina), que controla la reabsorción de agua de los TCR, con acción vasoconstrictora de las arteriolas y aumento de presión sanguínea. Poliuria hipotónica.

PCL: Caída inicial y posterior recuperación de la función, normalización en la producción y secreción de ADH, por lo que la diuresis se normaliza.

Síntomas o patologías asociados:

Hormona (ADH o HAD), también llamada vasopresina o antidiurética

- Exceso o hipersecreción de la hormona (ADH o HAD):
  Un exceso de su acción se asociará con el síndrome de secreción inadecuada de ADH, caracterizado por hiponatremia euvolémica (la cantidad de sodio, sal, en la sangre es más baja de lo normal).
- Disminución o deficiencia de la hormona (ADH o HAD):
  Un déficit en la producción o acción de la ADH ocasiona diabetes insípida caracterizada por poliuria (gran volumen de orina) hipotónica (10-20 l diarios) y deshidratación. Si se compara la gran diuresis por falta o disminución de la HAD, esta ocurre en FA, en tanto que la debida a TCR es en PCLA después de la conflictolisis.

Etiopatogenia de la diabetes insípida

Puede ser por déficit en la secreción de ADH (diabetes insípida central), por resistencia renal a la acción de la ADH (diabetes insípida nefrogénica), por incremento de su catabolismo (diabetes insípida gestacional) o por incremento en la ingesta de agua (polidipsia primaria).

Se diferencia de la diabetes mellitus o sacarina ya que esta tiene deficiencia de insulina y en el hecho de que la orina no es dulce.

Hormona OX oxitocina:

No existen consecuencias clínicas reconocidas del defecto en la producción de oxitocina, que está relacionada con la conducta, vínculos maternales y paternales, y la estimulación sexual; aumenta y mejora las habilidades sociales.

▪ PALABRAS Y EXPRESIONES RELATIVAS A LA NEUROHIPÓFISIS

Desesperación, no ver salida al problema.

5.3   Glándula tiroides

Según el Dr Hamer, la glándula tiroides presenta dos tipos de sentires, siendo uno arcaico de 1.ª etapa de la biología y otro relacional o social, que corresponde a ectodermo. La 1.ª corresponde a los acinos glandulares y la 2.ª a la zona de evacuación de las hormonas, o conductos tiroideos de origen ectodérmico. De acuerdo con el conocimiento actual de las Leyes Biológicas, los trastornos tiroideos obedecen solo a tejido del endodermo glandular.

- **ENDODERMO: ACINOS GLANDULARES TIROIDEOS**

Conflicto:

La lateralidad biológica no se aplica en la 1.ª etapa de la biología (tronco cerebral). La frase global a la etapa es atrapar el bocado.

Conflicto de no poder conseguir la presa por no ser lo suficientemente rápido o eficaz. Hemiparte derecha.

Conflicto de no poder liberarse o deshacerse de una cosa con la suficiente rapidez o eficacia. O bien, la persona siente que pierde oportunidades de deshacerse de lo que no necesita por no ser rápido; hemiparte izquierda.

"Hay que actuar de prisa"; "rápido, rápido, no hay tiempo para hacerlo todo"; "no consigo adelantarme a los acontecimientos".

Fases de la enfermedad:

FA: Aumento celular y mayor función, mayor secreción de las hormonas T_3 (triyodotironina) y T_4 (tetrayodotironina) celular, dando lugar a un adenoma tiroideo, nódulos calientes, hipertiroidismo o bocio.

PCL: Degradación de las células y disminución de la función, provocando déficit como en el hipotiroidismo, nódulos fríos. En fase resolutiva los nódulos tiroideos se encapsulan, ya que, igual que la próstata, los hongos y micobacterias excepcionalmente los caseifican. Ese es el curso normal biológico hasta que se normalizan los valores hormonales.

Conflicto Recidivante: Si la persona está en un conflicto de curación pendiente (o recaídas), puede aparecer un hipotiroidismo verdadero (enfermedad de Hashimoto) con atrofia de la glándula. "Es necesario destruir el tiempo para continuar vivo."

Síntomas o patologías asociados:

Exceso o hipersecreción de la glándula tiroides

Hipertiroidismo

Provoca adelgazamiento, nerviosismo, taquicardia, trastornos digestivos, ojos saltones.

Nódulos calientes o bocio tirotóxico

Masa o bulto con hipersecreción con la misma sintomatología que el anterior.

Enfermedad de Graves-Basedow o tiroiditis autoinmune

Es la causa más común de hipertiroidismo. Se debe a una respuesta anormal del sistema inmunitario que lleva a la glándula tiroides a producir demasiada hormona tiroidea.

Déficit o hiposecreción de la glándula tiroides

Nódulos fríos

Masa o bulto con hiposecreción.

Hipotiroidismo

Conflicto de que es necesario que el tiempo se detenga o vuelva atrás. Algunos síntomas iniciales suelen ser heces duras o estreñimiento, hipersensibilidad a la temperatura fría, fatiga, dolores musculoarticulares, cabellos y uñas débiles, aumento de peso.

Enfermedad de Hashimoto o tiroiditis crónica

Enfermedad autoinmune con destrucción celular.

Ejemplo: Mujer de 68 años que inicia una Enfermedad de Hashimoto después de la muerte de su hermana mayor. "Ahora me toca a mí y me asusta", necesita detener el tiempo.

Inflamación (tiroiditis) de la tiroides

Debido a infecciones virales, algunos medicamentos o después del embarazo. Zona de la garganta dura, compacta, con proliferación celular e hipertiroidismo.

Tumor tiroideo

Crecimiento celular en fase activa.

Ejemplo: Una vendedora no llega a sus objetivos, pierde clientes porque tiene una compañera "más rápida" y es advertida por el director. Desarrolla un tumor tiroideo.

▪ ECTODERMO: EXCONDUCTOS O CANALES EXCRETORES TIROIDEOS

Zona primitiva de excreción de hormonas de tejido epitelial que conforman los canales con origen embrionario ectodérmico.

Conflicto:

Conflictos de tonalidad social y resentir de impotencia y pérdida de control sobre una situación.

Conflicto de impotencia: "Necesito ayuda y no la puedo dar ni pedir". Miedo frontal con impotencia, "es urgente, pero tengo las manos atadas, no puedo hacer nada". Reacción femenina ante un peligro inminente.

"Estoy atado de pies y manos"; "hay que hacer algo urgente y nadie hace nada, yo no sé qué hacer".

Fases de la enfermedad:

FA: En tejidos ectodérmicos, como son los canales o ductos tiroideos, que desaparecieron, cuya denominación actual es exconductos excretores de la tiroides, ya que se han atrofiado y solo son células vestigiales donde se forman úlceras carcinomatosas en el conducto tirogloso, que antes era un conducto abierto hacia el exterior y que ahora se ha cerrado, siendo ahora glándula endocrina. Las úlceras pueden percibirse como leve dolor punzante, pinchante o tironeante en zona de la glándula tiroides.

PCL: Se rellenan las úlceras y, por aumento celular, se diagnostica como tumor o quistes eutiroideos (también en el área retroesternal o mediastínica). Es el "bocio eutiroideo" o "bocio benigno". No hay alteración hormonal, esos quistes eutiroideos (o estruma o bocio benigno) pueden estar también en región retroesternal y mediastínica, y tienen el mismo mecanismo que los quistes branquiales (linfoma no Hodgkin).

Síntomas o patologías asociados:

TSH baja o HET

Es la disminución de la hormona hipofisaria que estimula la secreción de la glándula tiroides. Aparece a menudo cuando la persona quiere que el tiempo vaya más lento y rechaza ir rápido. Se observa en personas que llegan siempre tarde, aunque se preparen con tiempo y tengan la intención de llegar temprano.

Como comportamientos se observa una tendencia a la añoranza del tiempo pasado, la nostalgia, la morriña, el recuerdo "idealizado" y la tendencia a procrastinar, que es demorar, retrasar, diferir, aplazar o retardar algo.

Conflicto: "Antes fue muy rápido y fue peligroso"; "llegar a tiempo lleva a la muerte".

Ejemplo: Mujer joven que desde niña procrastina. En el 4.º mes de su embarazo, la madre pierde a una amiga que muere en un accidente "por adelantar de día su billete". No se ha de llegar a tiempo para sobrevivir.

- **PALABRAS Y EXPRESIONES RELATIVAS A LA GLÁNDULA TIROIDES**

¡Ya!, urgente, eficiencia, rendir al máximo y en el menor tiempo.

Comportamientos tiroideos: impaciencia, inquietud, nerviosismo, intranquilidad, ingestión y elocución rápidas, fragilidad emocional.

5.4   Glándula paratiroides

- **ENDODERMO: PARATIROIDES**

Conflicto:

Ligado al tiempo, similar a la tiroides; más fuerza: "No llego a hacer por no ser fuerte lo que es necesario para atrapar el bocado". Necesidad e imposibilidad de tragar la presa, aunque se haya atrapado. No poder tragar un bocado que se considera ya conseguido, ya atrapado con los dientes, tener que renunciar a él o que sea arrebatado.

Fases de la enfermedad:

FA: Hay mayor producción de hormonas o crecimiento celular, dando lugar a un adenoma paratiroideo y síntomas funcionales como hiperparatiroidismo.

PCL: Degradación de las células mediante hongos y micobacterias que lo caseifican. Se produce disminución de la función provocando déficit como en el hipoparatiroidismo.

Síntomas o patologías asociados:

Hipoparatiroidismo

Por lo general es secundario a cirugías de tiroides y la consecuencia es que los niveles de calcio en la sangre bajan y los niveles de fósforo se elevan.

<u>Hiperparatiroidismo</u>

Aumento de la calcemia.

- **PALABRAS Y EXPRESIONES RELATIVAS A LA GLÁNDULA PARATIROIDES**

  Ser fuerte, conseguir con fuerza.

5.5   Glándulas suprarrenales

- **ENDODERMO: MÉDULA SUPRARRENAL**

  Conflicto:

  El sentir del conflicto es: estrés muy alto, con situación insoportable, peligrosa, de sobrevivencia extrema. "No podía más".

  Fases de la enfermedad:

  FA: Aumento de la función con secreción de adrenalina y noradrenalina, por tumor denominado feocromocitoma o neuroblastoma.

  En PCL-A: Disminución de la función de la médula suprarrenal por caseificación con cavernas de TB.

  Síntomas o patologías asociados:

  <u>Feocromocitoma</u>

  Tumor raro que suele comenzar en las células de una de las glándulas suprarrenales, que mayormente es benigno, en la médula considerada tejido endodérmico. Provoca un aumento de la producción hormonal de las glándulas suprarrenales adrenalina y noradrenalina, con aumento de la presión arterial y síntomas como dolor de cabeza, sudoración, palpitaciones, ansiedad.

- **MESODERMO NUEVO: CORTEZA SUPRARRENAL**

  Conflicto:

  Conflicto de haber sido echado (arrojado) fuera del camino, de haber elegido el camino equivocado, de ir en la dirección errónea o de haber apostado por el objetivo equivocado.

  El proyecto (real, simbólico, virtual o imaginario) no es el adecuado. Estar sin proyecto. "Me equivoqué en la elección"; "no debí hacerlo".

  Conflicto de dirección: escoger la buena dirección. (Falsa ruta igual que en la epiglotis.)

  Juzgarse por ir hacia donde *a posteriori* se ha visto equivocado.

  Fases de la enfermedad:

  FA: Atrofia de corteza suprarrenal, sensación de sentirse exhausto, de agotamiento. Enfermedad de Addison (insuficiencia adrenocortical primaria crónica).

  PCL: Reparación de la necrosis/atrofia donde aparecen más células formando un carcinoma de corteza, un quiste adrenal o la enfermedad de Cushing (hipercortisolismo).

Síntomas o patologías asociados:

<u>Enfermedad de Addison</u>

Hiposecreción hormonal con carácter autoinmune, por infección o cáncer. Los síntomas que aparecen son pérdida de peso, debilidad muscular, fatiga, hipotensión arterial y manchas en la piel.

Ejemplo: Mujer con enfermedad de Addison que dice: "Toda mi vida ha sido una gran duda". El conflicto programante se encuentra cuando la madre, en el 4.º mes de su embarazo, decide marchar con su amante que no es el padre biológico de la niña, que la maltrata y le roba el dinero que tiene. Se queda en la calle sin recursos.

<u>Carcinoma de la corteza suprarrenal</u>

Tumor en la corteza suprarrenal: crecimiento que se produce en fase de reparación y vagotonía.

Ejemplo: Mujer que presenta carcinoma de la corteza suprarrenal a los 36 años. A los 18 años dejó su casa para ir a un seminario como monja. Al cabo de un tiempo, se da cuenta de que no es su vocación y marcha con muchas dudas y disgustos con su superiora. "Me equivoqué de camino. No debí dejar a mi familia." La enfermedad aparece en un ciclo de 18 años.

<u>Síndrome de Cushing</u>

Causado por la exposición prolongada a un exceso de cortisol, por tomar medicinas con hormonas sintéticas para tratar una enfermedad inflamatoria, debido a tumores o por hiperfunción suprarrenal. Algunos síntomas son sobrepeso zona alta, cara redondeada, brazos y piernas delgados, fatiga, hipertensión, hiperglucemia y aparición fácil de hematomas.

- **PALABRAS Y EXPRESIONES RELATIVAS A LA CORTEZA DE LAS GLÁNDULAS SUPRARRENALES**

Duda, vacilación, equivocación, incertidumbre, titubeo, perdido, no saber qué hacer, a dónde ir, juicio, dirección, intención, plan, programa.

- **ACOMPAÑAMIENTO RECOMENDADO**

Todos los proyectos son aprendizajes y todos los aprendizajes son válidos.

Salir del juicio, las comparaciones y la crítica.

Comenzar por proyectos accesibles, realizables a corto plazo y concretos.

Cuento: El error más grande

El error más grande lo cometes cuando, por temor a equivocarte, te equivocas dejando de arriesgar en el viaje hacia tus objetivos. No se equivoca el río cuando, al encontrar una montaña en su camino, retrocede para seguir avanzando hacia el mar; se equivoca el agua que por temor a equivocarse, se estanca y se pudre en la laguna.

No se equivoca la semilla cuando muere en el surco para hacerse planta; se equivoca la que por no morir bajo la tierra, renuncia a la vida.

No se equivoca el hombre que ensaya distintos caminos para alcanzar sus metas, se equivoca aquel que por temor a equivocarse no acciona.

No se equivoca el pájaro que ensayando el primer vuelo cae al suelo, se equivoca aquel que por temor a caerse renuncia a volar permaneciendo en el nido.

Pienso que se equivocan aquellos que no aceptan que ser hombre es buscarse así mismo cada día, sin encontrarse nunca plenamente.

Al final del camino no te premiarán por lo que encuentres, sino por aquello que hayas buscado honestamente.

Rabindranath Tagore.

5.6   Páncreas endocrino

- **ECTODERMO: PÁNCREAS ENDOCRINO, ISLOTES DE LANGERHANS (CÉLULAS ALFA, BETA Y DELTA)**

Conflicto:

Glucagón: miedo con disgusto, asco, repugnancia.

Insulina: repulsión, oposición (similar a rodilla, artrosis), resistencia, lucha, negación. Resistir y oponerse a algo o alguien.

Hiperglucemia (diabetes mellitus insulinodependiente, diabetes mellitus tipo 2, enfermedad análoga de las células beta): resistencia (negarse, oponerse) y defenderse de alguien o de algo en especial.

Hipoglucemia. Insuficiencia de Glucagón. (Diabetes tipo 2). Enfermedad análoga de células alfa de los islotes de Langerhans: Miedo o asco por alguien o algunas cosas determinadas (repugnancia, angustia).

Conflicto de resistencia (negar u oponerse a algo o a alguien). Ocurre en mujeres diestras posmenopáusicas o en hombres diestros.

Conflicto de asco, miedo con asco, rechazo o un disgusto con temor. Ocurre en mujeres diestras, zurdas premenopáusicas o en hombres zurdos con trastornos hormonales (o en constelación esquizofrénica).

Fases de la enfermedad:

Sigue el patrón oncoequivalente.

FA: Reducción progresiva de la función de las células alfa o beta lo que produce insuficiencia de glucagón o insulina.

PCL: Recuperación lenta y progresiva de la actividad.

CE: Alteración importante de los valores glicémicos.

Síntomas o patologías asociados:

Tumor pancreático

Tumor neuroendocrino que se inicia en las células neuroendocrinas de los islotes de Langerhans que están distribuidas en el cuerpo y cola del páncreas.

Diabetes mellitus o insulinodependiente

Es una enfermedad oncoequivalente que se produce por déficit total de secreción de insulina por parte del páncreas. Existen cantidades elevadas de glucosa en sangre, pero al no existir insulina, esta no se une a receptores específicos de las células y la glucosa no puede ser utilizada por las mismas para conseguir energía.

<u>Diabetes mellitus tipo 2</u>

Se da con más frecuencia en pacientes obesos con tendencia al sedentarismo y se debe a déficit parcial de secreción insulínica por parte del páncreas, falta de reconocimiento de la propia insulina y su uso inadecuado por parte de células musculares, hepáticas y adiposas (insulinoresistencia) —o a la combinación de ambos factores—.

- **PALABRAS Y EXPRESIONES RELATIVAS AL PÁNCREAS ENDOCRINO**

  Glucagón: disgusto, asco, repugnancia, grima, desagrado.

  Insulina: resistir, oposición, lucha, enfrentamiento, sobrevivir.

- **ACOMPAÑAMIENTO RECOMENDADO**

  Vivir con coherencia; dejar de hacer lo que no gusta; poder enfrentarse a lo que antes daba miedo; tomar la decisión de hacer las cosas con gusto, con cariño; disfrutar de lo que se hace; sentir tranquilidad al hablar y hablarse; salir de la pelea o lucha con la vida.

5.7   Hormonas sexuales masculina y femenina

- **MESODERMO NUEVO: HORMONAS SEXUALES (FSH Y LH)**

  Los estrógenos facilitan la elección de la mejor pareja para la reproducción.

  La progesterona actúa en la elección o rechazo de pareja como complementaria para el proyecto personal de la mujer o familiar.

  Conflicto:

  El resentir global de la 3.ª etapa o mesodermo nuevo es de falta o exceso de rendimiento, desvalorización en relación con la seducción o la virilidad.

  Conflicto de pérdida profunda debido a la muerte o al abandono de un ser amado. No tener la buena pareja.

  Fases de la enfermedad:

  FA: Degeneración celular en forma de necrosis. Hiposecreción de hormonas.

  PCL: La pérdida de tejido es regenerada, formando un quiste ovárico/testicular que toma cerca de 9 meses en madurar (induración). Durante este tiempo se adhiere a los tejidos circunvecinos para adquirir vasos y nutrirse. La interpretación alopática es "cáncer invasivo". Después de este tiempo, de forma natural se desprende de dichos tejidos y queda un quiste funcional que produce hormonas sexuales. Hipersecreción de hormonas.

  Con TCR: explosión del quiste ovárico.

  Síntomas o patologías asociados:

  <u>Esterilidad</u>

  Incapacidad de llevar a término un embarazo.

Infertilidad

Imposibilidad de concebir un hijo naturalmente.

Impotencia o disfunción eréctil

Incapacidad persistente para conseguir o mantener una erección.

Frigidez

Incapacidad de la mujer para experimentar placer sexual y llegar al orgasmo. Falta de deseo sexual.

Amenorrea

Ausencia del ciclo menstrual. Reglas irregulares o dolorosas.

Quistes de ovarios

Tumoraciones encapsuladas.

Eyaculación precoz

Miedo, clima de gran estrés, hacerlo ¡ya!

▪ PALABRAS Y EXPRESIONES RELATIVAS A LAS HORMONAS SEXUALES

Seducir, lucirse, atractivo.

5.8   Glándula Pineal

▪ ENDODERMO

Conflicto:

Situación de estrés alto experimentada como peligrosa por no poder atrapar o deshacerse de un bocado de luz. Permanencia en la oscuridad (simbólica o real). Miedo a la oscuridad.

Fases de la enfermedad:

FA: Aumento de la función absorbente (mejora la captación de luz). En actividad prolongada tumor denominado pinealoma.

En PCL-A: Destrucción celular por micobacterias u hongos con caseificación con cavernas de TB. Sudor nocturno.

Síntomas o patologías asociados:

Hidrocefalia

Es consecuencia de la compresión mecánica del tumor sobre los ventrículos.

*"Vacíate para recibir lo diferente,
aquello que ni imaginas que puede existir."*

Ángeles Wolder Helling

BIBLIOGRAFÍA

AGUR, A. y DALLEY, F.: *Grant's atlas of anatomy*, Lippincott Williams & Wilkins, 2013.

GUYTON, A. y HALL, J.: *Tratado de fisiología médica*, 9.ª ed., Interamericana-McGraw-Hill, 1996.

HAMER, R.: *Testamento de la Nueva Medicina Germánica I y II*, Amici di Dirk, 1997.

— *Germánica Nueva Medicina*, Amici di Dirk, 2011.

NETTER, F.: *Atlas de anatomía humana*, 5.ª ed., Elsevier Masson, 2011.

ROUVIÈRE, H., DELMAS, A. y DELMAS, V.: *Colección: Anatomía humana descriptiva, topográfica y funcional* (todos los tomos), Masson, 2006.

LISTADO DE SÍNTOMAS Y PATOLOGÍAS

68130709R00085